Hausmittel
aus Kräutertopf und Garten

Eva Fauma

Hausmittel aus Kräutertopf und Garten

Heilpflanzen einfach selbst anbauen

maudrich

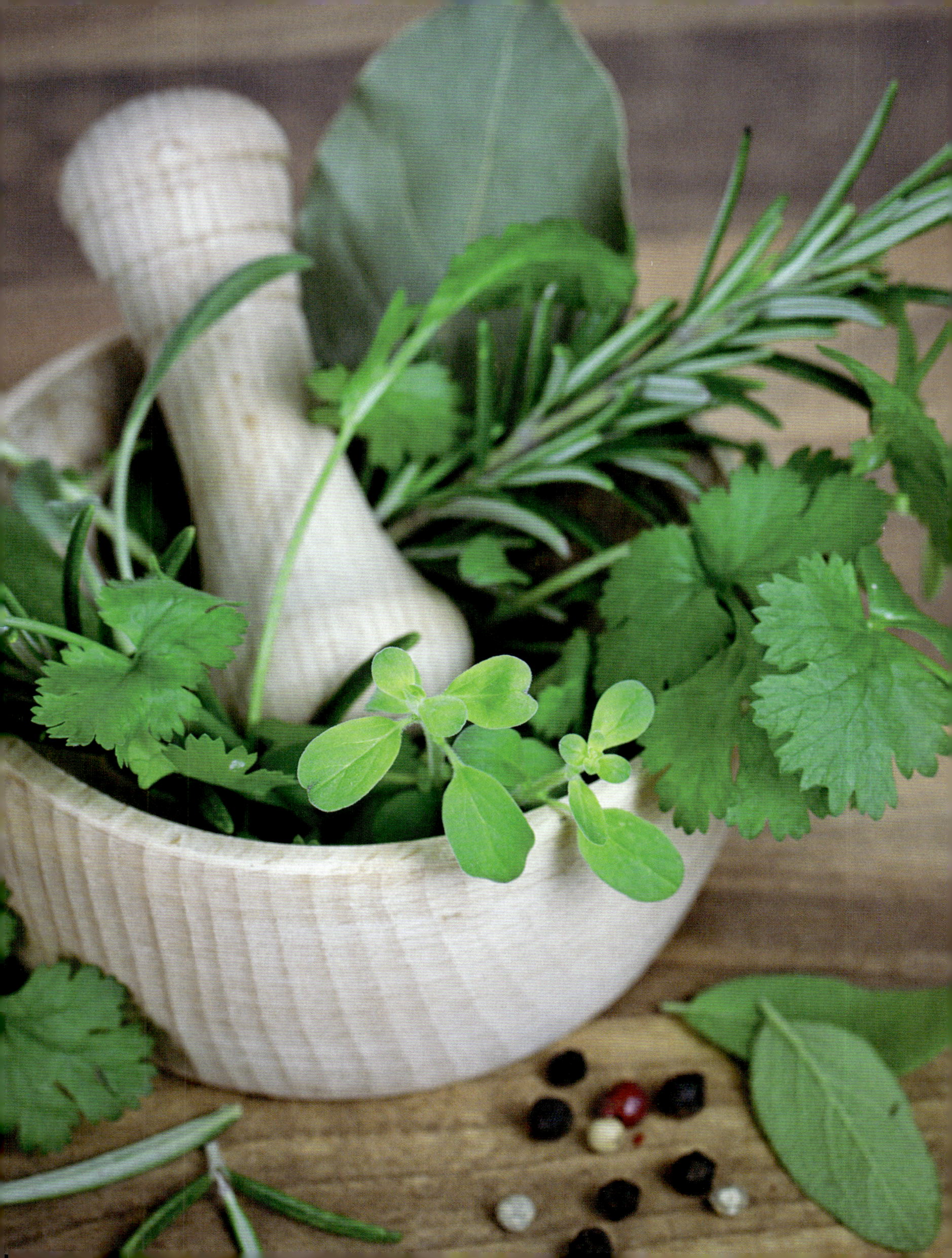

Vorwort

Jahrhundertelang schien es selbstverständlich, heute ist es Luxus: Glücklich ist, wer ein Stückchen Grün sein eigen nennen kann, ob es nun ein Haus auf dem Land ist, ein eigener Garten oder auch nur ein kleiner Balkon. So viele Vorteile das urbane Leben bietet, die Sehnsucht nach Garten und Gärtnern steckt auch in vielen Städtern.

Ich behaupte, ein Garten oder ein Beet ist auch durchaus ein Stück Selbstverantwortung. Was meine ich damit?
Ob Bildung, Konsum, Politik oder Medizin – wir leben in einer Zeit, die den Eindruck erweckt, als würden uns Probleme aller Art durch Institutionen, Einrichtungen, Unternehmen abgenommen und Unterstützung in allen Lebensphasen geleistet. Als Beispiel sei der Besuch beim Arzt genannt, der konsultiert wird, wenn es zwickt. Hat man ein Rezept „erbeutet", das Beschwerden lindert oder gar beseitigt, verlässt man guten Gewissens die Praxis. Es wird unser Problem, die Schmerzen oder das Unwohlsein, schon lösen. So verlassen wir uns fast blind auf die Meinung anderer. Wo bleiben hier Hausverstand, Eigenverantwortung und Selbsteinschätzung?

Aber auf eine Strömung folgt immer eine Gegenströmung. Medienberichte zeigen, wie derzeit mit der Umwelt umgegangen wird – und das betrifft nicht nur Anbau und Transport, sondern in der Folge auch unsere Ernährung, Gesundheit und die Zukunft unserer Kinder. Das Zeitalter des „Ich nehme es selbst in die Hand" ist angebrochen. Viele von uns, ganz besonders junge Frauen, sind für Themen wie Umweltschutz, ökologischer Fußabdruck, Regionalität und Saisonalität sensibilisiert. Entsprechend emotional wird deshalb neuerdings in Angriff genommen, was die letzten 50 Jahre eher vernachlässigt wurde: die Selbstverantwortung.

So hat auch der Boom des Eigenanbaus begonnen. Urbane Gärten werden immer zahlreicher. Von Nord- bis Südeuropa sprießen Projekte, die sich zum Ziel

setzen, die zahlreichen städtischen Grünflächen zu nutzen. Nachbarn finden sich zum gemeinsamen Gärtnern ein, Freundschaften werden geschlossen, vielleicht lernen verschiedene Kulturen einander kennen – der Garten verbindet. Nebenbei wird Gemüse geerntet, getauscht oder gemeinsam verarbeitet.
Aber auch die kleinste Form des Anbaus – auf Balkon oder Terrasse – ermöglicht zahlreichen Pflanzen ein Dasein und kann zur Selbstversorgung beitragen.

In diesem Buch liegt der Schwerpunkt auf Nutz- und Wildpflanzen, die zum Großteil aus der freien Natur bezogen und daheim angebaut werden können. Sie eignen sich nicht nur zum Kochen, sondern haben auch seit Jahrhunderten in der Hausapotheke ihren Platz. Und das zu Recht.
Inspiriert von den unscheinbarsten Kräutern, die mit geringem Aufwand kultiviert werden können, genießt nicht nur der Gärtner sein blühendes Paradies. Er gibt damit auch Insekten wie Hummeln und Bienen eine Heimat, die bevorzugt Wildkräuter anfliegen, weil sie unbehandelt sind.

Mein Tipp daher: Nutzen Sie die Vorteile von Wildpflanzen! Sie sind nicht nur frei von Spritzmitteln und Co., sondern auch äußerst pflegeleicht. Es braucht nicht viel Geschick, um sie in Töpfen, Balkonkästen oder im Garten anzubauen. Auch Anfänger können nicht viel falsch machen.
Und generell gilt: Den meisten Pflanzen bekommt es nicht, wenn man sie zu viel gießt. Sie mögen keine Staunässe. Die für dieses Buch ausgewählten Nutzpflanzen kommen fast durchwegs auch mit „Karenzzeiten" gut zurecht. Tägliches Gießen ist nicht notwendig. Ihrem Urlaub steht also nichts im Wege!
Darüber hinaus nützen – enstprechend dem Titel – alle Beispiele aus diesem Buch sowohl der Küche als auch der Gesundheit, sei es vorbeugend oder therapeutisch, also lindernd und heilend.

Gärtnern bedeutet zusammenrücken, gemeinsam gestalten und Verantwortung übernehmen. Sie werden schnell erkennen, wie viel Spaß es macht, mit Kräutern und Blumen die Umwelt zu gestalten, sie selbst zu ernten und zu verarbeiten. Ich wünsche Ihnen damit viel Freude!

Ihre
Eva Fauma

Die Empfehlungen in diesem Buch wurden nach bestem Wissen und Gewissen sorgfältig ausgearbeitet.
Die Informationen über Nutz- und Heilpflanzen entstammen der traditionellen Volksmedizin und Naturheilkunde. Es handelt sich in der Regel um überlieferte Rezepte und mündliche Erfahrungsberichte. Sie sind folglich nicht allesamt durch wissenschaftliche Studien der Schulmedizin in ihrer Wirkung bestätigt.

Rezepte und Tipps dazu ersetzen durchaus nicht die persönliche medizinische Untersuchung und Beratung. Sie dienen auch nicht als Diagnose- oder Therapieanweisungen, insbesondere in Bezug auf Wechselwirkungen mit Medikamenten, auf Lebensalter, Allergien, Schwangerschaft und Stillzeit.

Autorin und Verlag übernehmen keine Haftung für Schäden jeglicher Art, die direkt oder indirekt aus der Verwendung der Rezepte entstehen. Bei Verdacht auf starke Beschwerden konsultieren Sie bitte Ihren Arzt oder Apotheker.

Manche Zubereitungen brauchen etwas mehr Zeit. Sie sind mit folgenden Symbolen versehen:

braucht Zeit zum Ziehen oder Einwirken (eine oder mehrere Wochen)

etwas aufwändiger, mehr Zutaten

Abkürzungen

EL *Esslöffel*
Msp *Messerspitze*
TL *Teelöffel*
Tr *Tropfen*

Inhalt

ALLGEMEINES

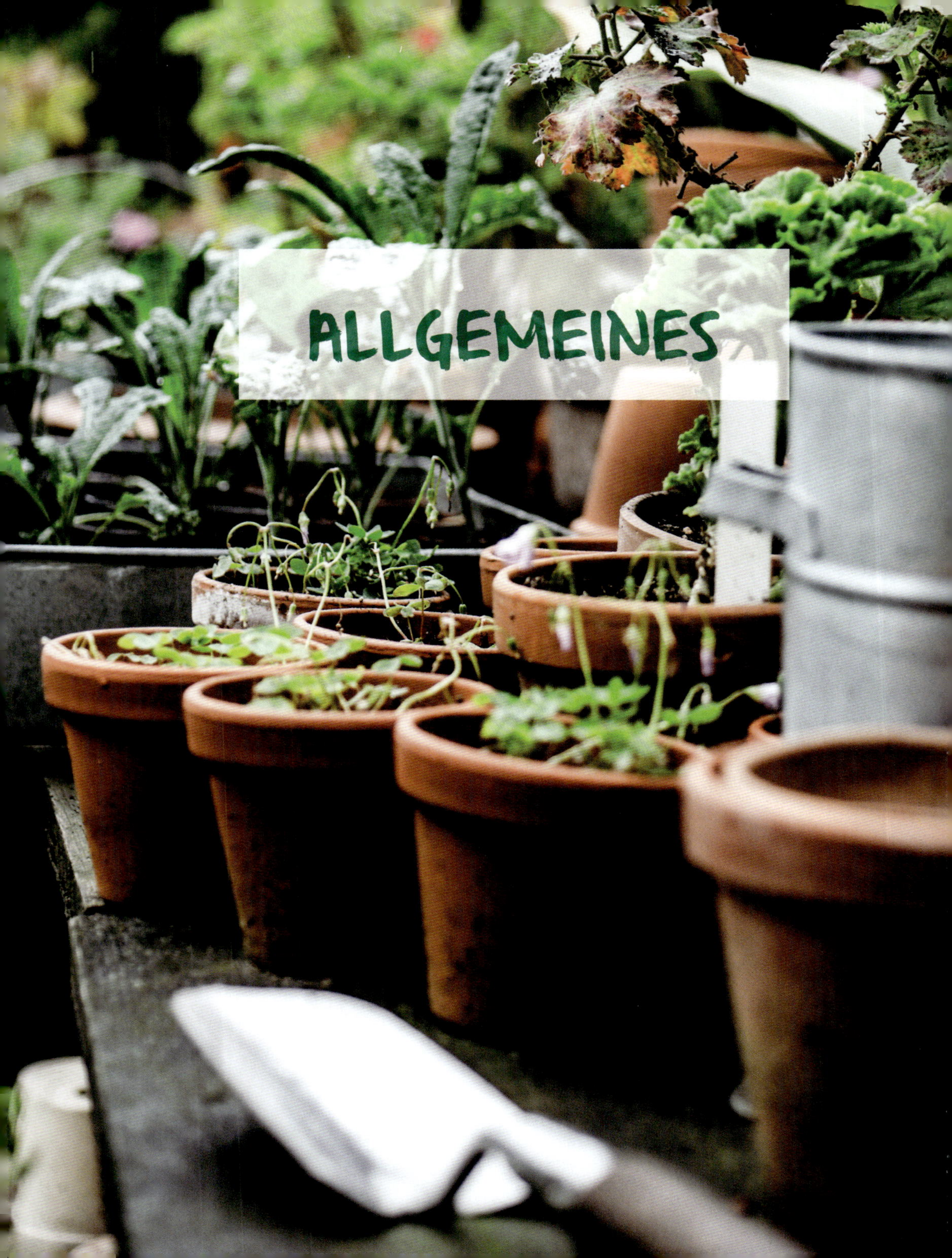

Die verschiedenen Gesichter des Urban Gardening

Urban Gardening – Gärtnern in der Stadt? Funktioniert das denn? Ja! Denn natürlich sind auch in der Stadt Grünräume verschiedenster Art zu finden.

Beim Urban Gardening im engeren Sinn handelt es sich aber in erster Linie um eine Sonderform des modernen Gartenbaus. Die gärtnerische Nutzung von Grünflächen im städtischen Raum steht dabei im Vordergrund – ob im Gemeinschaftsgarten, auf Balkon, Terrasse, Dachterrasse oder einem bescheidenen Fensterbrett.

Urban Gardening ist ein Trend, der nicht nur Öko-Freaks begeistert, sondern ebenso all jene, die auch in der Stadt näher an der Natur sein möchten und dem Anbauen und Ernten neuerdings große Faszination entgegenbringen. Das soziale Miteinander, ökonomische, aber vor allem ernährungspolitische Aspekte und die Möglichkeit der Selbstbehandlung mit pflanzlichen Hausmitteln stehen dabei im Vordergrund.

Mit dem Gärtnern auf knappem Raum lässt sich die Sehnsucht stillen, gemeinsam etwas Sinnvolles zu schaffen und die ursprüngliche Form der Selbstversorgung im Kleinen wieder zu leben. Der Kreativität bei der Raumnutzung sind dabei keine Grenzen gesetzt!

Beim Neo-Gärtnern haben sich in den letzten Jahren unterschiedliche Konzepte herauskristallisiert:

Gemeinschaftsgärten

Bestehende Grünflächen werden gemeinsam genutzt und von einer Gruppe bewirtschaftet.

Nachbarschaftsgärten
Anrainer eines Wohnblocks oder Innenhofes betreuen in ihrer Umgebung eine Fläche für die Allgemeinheit.

Private Gardening
Kleinflächen im Wohnungsbereich, auf dem Balkon oder der Terrasse werden mit etwas Erde, einigen Jungpflanzen und viel Liebe genutzt.

Guerilla Gardening
New Yorker Aktivisten brachten diesen Stein ins Rollen: Ursprünglich bezeichnete der Begriff eine Art zivilen Protests, bei dem Samen aller Art – bevorzugt Blumen und Wildpflanzen – ungefragt und ungeordnet auf städtischen Grünflächen ausgestreut wurden. Mit diesen Aktionen forderte man, Lebensraum mitgestalten zu wollen. Inzwischen finden sich weltweit Anhänger des Guerilla Gardenings.

Interkulturelle Gärten
Gemeinschaftlich bewirtschaftete Grünflächen mit dem Ziel, Menschen verschiedener Kulturen an einen Garten zu binden, Austausch und Sprachlernen zu fördern und vor allem Vorurteile abzubauen.

Grundlegendes rund um das Gärtnern

Einfach loslegen und abwarten, ob aus den ausgesäten Samen auch Pflanzen heranwachsen? Ja, das geht. Denn auch ohne Vorkenntnisse können Sie schnell und problemlos starten.

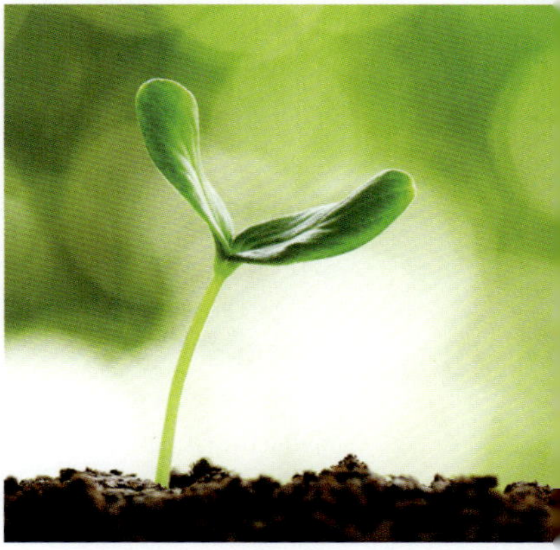

In diesem Buch liegt der Schwerpunkt auf Wildpflanzen. Sie stellen keine besonderen Ansprüche an den Boden oder an die Lichtverhältnisse und sind deshalb besonders pflegeleicht.

Darüber hinaus eignen sie sich durchwegs für meine „Zwei-in-eins-Methode", nämlich Pflanzen einerseits für die Küche zu nutzen und andererseits getrocknet für Tees, als Ansatz für Tinkturen oder für die Verarbeitung zu Salben zu verwenden.

Einige Hinweise vorab erleichtern aber den Start und steigern den Erfolg.

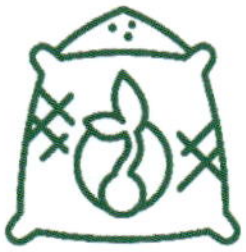

Erde

Im Fachmarkt finden Sie allerlei Substrate. Da die hier gewählten Pflanzen allesamt anspruchslos sind, bedarf es keiner besonderen Mischungen. Der Vollständigkeit halber seien die Unterschiede hier aber kurz skizziert:

Anzucht-/Aussaaterde

Feinkrümelige, lockere Erde, die nährstoffarm und frei von Unkraut ist. Schwachzehrer wie Kräuter oder Salate haben keine besonderen Ansprüche an ihr Substrat und können damit hervorragend gezogen werden.

Blumenerde
Das Rundumpaket mit allen notwendigen Nährstoffen, die eine blühende Pflanze benötigt. Einige Mischungen sind mit Rindenhumus, Holzfasern, Tonmineralien und/oder Kompost angereichert. Zu beachten ist, dass diese Erde öfter gegossen werden sollte. Torf sollte im Sinne der Nachhaltigkeit vermieden werden. Also besser zu torffreier Erde greifen!

Gartenerde
Für Töpfe und Blumenkästen auf dem Balkon oder der Terrasse wird diese mittlere, lehmige Erde empfohlen.

Sand
Um das Wachstum einer Pflanze zu fördern, sollte die Erde stets locker und leicht durchwurzelbar sein, besonders bei schwerer, tonlehmhaltiger Erde. Sand lockert das Substrat auf. Zerstoßene Eierschalen oder feiner Kies sind ebenso geeignet. Das steigert die Belüftung des Bodens, wertet ihn auf und sorgt für eine kräftige Entwicklung des Wurzelmaterials und damit der oberirdischen Pflanze.

Kompost
Kompost eignet sich hervorragend für selbst gemischte Erde. Er ist eine ideale Möglichkeit, biologische Abfälle wiederzuverwerten und mit diesem Dünger wieder die eigene Ernte zu steigern. (Mehr dazu siehe S. 20.)

Alte Erde vom Vorjahr
Hier scheiden sich die Geister. Im ökologischen Sinne empfiehlt es sich aber, im Lauf des Gartenjahres einen kleinen Komposthaufen anzusetzen und ihn im folgenden Jahr einfach nur unter die alte Erde zu mischen. Ihr Rücken wird es ihnen danken, die Nachbarn darunter oder Ihre Wohnung ebenso.

Tröge, Töpfe, Kistchen oder Kübel?

Während auf städtischen Grünflächen Behälter selten sind und allenfalls Hochbeete und riesige Töpfe das Stadtbild zieren, sieht man im privaten Raum Plastikkübel aller Art, Tontöpfe oder auch hängende

Flaschen, die auch **kleine Winkel nutzen** können. Für welches Gefäß Sie sich entscheiden, ist eine Frage der Vorlieben. Jede Form hat unterschiedliche Vor- und Nachteile.

Bei knappen Platzverhältnissen besteht die Möglichkeit, Trinkflaschen oder offene Tetrapaks verkehrt an der Hauswand zu montieren. Auch alte Konservendosen bieten sich an. Immer häufiger sieht man ausrangierte Gummistiefel, die zu Blumentöpfen umfunktioniert werden, selbst alte, mit Erde ausgestopfte Jeans, Suppentöpfe und Badewannen sind zu finden. Der Fantasie sind hier keine Grenzen gesetzt.

Wofür Sie sich auch entscheiden, Sie sollten nur eines nicht vergessen: Keine Pflanze verträgt Staunässe. Wichtig ist deshalb, dass im Boden jedes Behältnisses Öffnungen vorhanden sind, durch die überschüssiges Wasser abfließen kann.

Am besten ist es, wenn Sie den Behälter mit einer Basis aus Kies oder kleinen Steinen, Tonscherben oder sperrigem Kompost auslegen, bevor Sie mit Erde auffüllen.

Um den Boden einer Terrasse vor Wasserflecken oder Schimmel zu schützen, bieten sich entsprechende Untersetzer an.

Je größer der Topf oder das Kistchen, desto **mehr Erde** kann vorhanden sein und umso **mehr Nährstoffe und Wasser** können gespeichert werden. Das ist beispielsweise wichtig für Minze, Melisse, Giersch, aber auch Erdbeeren oder Topinambur. Winterharte Wildpflanzen sind diesbezüglich anspruchslos und ersparen es Hobbygärtnern, sich mit Nährstoffdetails auseinandersetzen zu müssen.

SO FÜLLEN SIE BEHÄLTER AM BESTEN AN

1) Füllen Sie niedrige Gefäße zu etwa einem Fünftel, höhere Gefäße maximal zu einem Viertel mit Bims, Kies, Sand, sperrigem Kompost oder altem Schnittmaterial.

2) Füllen Sie das Gefäß dann mit Erde auf, lassen Sie dabei jedoch zwei Fingerbreit Abstand zum Gefäßrand. Starkes Bewässern kann dazu führen, dass der Behälter kurzfristig überläuft und dabei Erde mitnimmt.

Wurzeln, Steckling, ganze Pflanze: Was brauche ich?

Wie schon erwähnt: Die Pflanzen in diesem Buch sind so gewählt, dass sie möglichst einfach sind und wenig Arbeit machen. Das beginnt schon bei der Frage, woraus Sie Ihre Pflanze ziehen.
Egal, ob Sie alte Kartoffelknollen, ganze Gänseblümchenrosetten, Ausläufer vom Giersch oder Samen von der Ringelblume bzw. Malve in den Boden stecken, es wird garantiert ein Erfolg.
Gerade ursprüngliche Kulturen (also unveränderte, nicht gezüchtete Sorten) sind hart im Nehmen. Die meisten Wildpflanzen können mit etwas Ansatzerde, die Sie von ihrem ursprünglichen Lebensraum mitnehmen, eingetopft werden.
Beinwell, Kartoffel und Topinambur mögen hohe und tiefe Töpfe, da das oberirdische Grün hoch hinaus will und der Behälter nicht umfallen sollte. Zudem brauchen ihre Wurzeln Raum nach unten.
Bescheidene Pflanzen kommen gut im Blumenkistchen zurecht. Das gilt für Löwenzahn, Gänseblümchen und Ringelblume ebenso wie für Giersch, Schafgarbe und sämtliche Küchenkräuter.

Säen und keimen lassen

Die meisten Samen keimen in der Erde. Nur einige Küchenkräuter (beispielsweise Lippenblütler wie Rosmarin) keimen ausschließlich im Licht. Sie werden deshalb auf die Erde gelegt, die dann befeuchtet wird.
Unter einer gewissen Temperatur – der Mindestkeimtemperatur – können Samen nicht zu keimen beginnen. Das bedeutet, Sie können entweder die Jungpflanze im frühen Frühjahr in der warmen Wohnung auf feuchter Erde ziehen oder die Samen im Freien streuen, sobald die Außentemperatur stabil um die 20 Grad beträgt.

ACHTUNG: *Feuchtigkeit ist zum Keimen wesentlich. Die Samen dürfen weder austrocknen noch im Wasser liegen (ausgenommen bei der Kresse).*

Wenn Sie Pflanzen in der Wohnung vorziehen, ist die Keimtemperatur nur bis zur Keimung zu berücksichtigen. Die Keimlinge brauchen es etwas kühler und werden dann schön langsam an die Außentemperatur gewöhnt. Am besten stellen Sie (sofern erlaubt) die Töpfe dazu ins Treppenhaus.
Töpfe mit Jungpflanzen, die auf dem Balkon stehen, sollten auf ein Stück Holz oder eine Styroporplatte gestellt werden, damit die Wurzeln nicht auskühlen.

ACHTUNG: *Keimlinge vertragen keinen Dünger. Die Nährstoffe, die sie für ihr Wachstum brauchen, haben sie im Saatgut gespeichert. Düngerzugaben würden die feinen Haarwurzeln verkümmern lassen.*

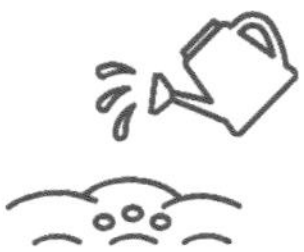

Bewässern

Wenn Sie eine Pflanze aus Wurzeln setzen, die Sie in der freien Natur ausstechen, achten Sie darauf, auch ein wenig von der Erde mitzubringen, in der Sie die Pflanze gefunden haben. Das gilt besonders für sogenannte Schwachzehrer (siehe nächste Seite). Setzen Sie sie zu Hause mit der mitgebrachten Erde in die vorbereiteten Töpfe, Hochbeete oder Grünflächen und füllen Sie diese mit frischer Erde auf.
Beim ersten Mal sollten Sie so viel gießen, dass die Erdoberfläche ausreichend bedeckt ist. Die Feuchtigkeit zieht dann in die Erde ein und durchdringt sie. Das Erdmaterial festigt sich und stabilisiert damit auch die Pflanze.
Während der Wachstumsphase sollte auch ausreichend bewässert werden. Dabei ist aber darauf zu achten, dass keine Staunässe entsteht, sonst sterben die Wurzeln ab und die Pflanze wird braun.
An heißen Sommertagen empfiehlt es sich, am frühen Morgen oder am Abend zu gießen, damit das Wasser bis zu den Wurzeln gelangt und nicht von der heißen Luft wieder entzogen wird.
Bei Südlage benötigen Balkon- oder Terrassenpflanzen besonders viel Wasser. Da lohnt es sich, Indoor-Wasserhähne mit einem Adapter für einen Schlauch oder eine Verlängerung an der Küchenarmatur anzubringen, damit Sie nicht mehrmals mit der Gießkanne hin- und herlaufen müssen.

Wildgemüse und Wildkräuter sind nicht so durstig wie die klassischen Blumenstöcke aus dem Handel. Sie können über einen längeren Zeitraum mit wenig Wasser auskommen und sind auch nach einigen Urlaubstagen noch treue Balkonbegleiter.

SCHWACH- UND STARKZEHRER

Wenn die Rede davon ist, dass eine Pflanze mehr oder weniger stark zehrt, bezieht sich das auf den Stickstoff- und Nährstoffverbrauch, den sie für ihre Vegetationsphase benötigt. Stickstoffmangel führt langfristig zu Zwergwuchs, geringem Wachstum der Triebe, kleinen Früchten und verschiedenen Krankheiten.

Schwachzehrer benötigen weniger Dünger und kommen mit weniger Nährstoffen aus. Dennoch finden sich auch in der freien Natur typische Starkzehrer, wie Brennnessel oder Springkraut. Sie wachsen verstärkt am Rande gedüngter Felder, wo düngerhältiges Wasser abrinnt, oder sind rund um das stille Örtchen zu finden.

TYPISCHE SCHWACHZEHRER

Wintersalate, Erbsen, Bohnen, Karotten, Radieschen, Zwiebeln, Dill, Bohnenkraut, Kerbel, Kresse, Oregano, Sauerampfer, Thymian, Ringelblume

MITTELZEHRER

Salate, Mangold, Spinat, Rote Bete, Basilikum, Estragon, Koriander, Lavendel, Lorbeer, Pfefferminze, Petersilie, Rosmarin, Melisse, Kapuzinerkresse, Erdbeeren, Johannisbeeren

STARKZEHRER

Tomaten, Paprika, Chili, Gurken, Zucchini, Kürbis, Kartoffeln

Bei den Pflanzen in diesem Buch gilt: Lieber zu wenig als zu viel bewässern. Im Zweifelsfall zeigen Ihnen die Pflanzen, dass sie Wasser brauchen, indem sie die Blätter hängen lassen. Der Vorteil ursprünglicher Sorten liegt darin, dass sie sich rasch erholen.

EINIGE BEWÄSSERUNGSTIPPS

- *Größere Behälter bereiten weniger Gieß- und Düngearbeit.*
- *Lockern Sie die Erde regelmäßig auf, achten Sie aber darauf, die Wurzeln dabei nicht zu verletzen.*
- *Eine Mulchschicht obenauf reduziert den Wasserbedarf.*
- *Arbeiten Sie natürliche Wasserspeicher wie Schafswolle oder Bims in die Erde ein.*
- *Nutzen Sie Behälter mit eingebautem Wasserreservoir.*
- *Für den Urlaub bieten sich Bewässerungssysteme an – oder fragen Sie Ihren Nachbarn, ob er das Gießen übernehmen kann.*

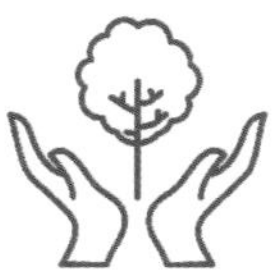

Biologisches Düngen

Hobbygärtner mit Liebe zur Natur setzen bevorzugt auf natürliche Dünger. Die bekanntesten biologischen Düngezusätze sind Jauchen von Brennnessel und Ackerschachtelhalm. Sie liefern Kieselsäure und Stickstoff, erschweren das Eindringen von Schädlingen und verhindern Pilzerkrankungen.

Aus Brennnessel und Springkraut lässt sich besonders gut eigene Jauche herstellen. Dazu das Grün grob schneiden und in einer Plastikflasche mit ausreichend Wasser ansetzen. Nach 2–3 Wochen kann die Mischung als Dünger verwendet werden.

Dünger gegen Schädlinge

Hilft gegen Quälgeister wie Mehltau, Schorf, Krautfäule, Blattläuse und Spinnmilben: Frischen oder getrockneten Ackerschachtelhalm klein schneiden und für 10–14 Tage in die zehnfache Menge Wasser legen. Die Mischung dann wie Dünger ausbringen.

Dünger gegen Pilzerkrankungen

Jauchen von Knoblauch, Meerrettich oder Bärlauch ansetzen, wie oben beschrieben.

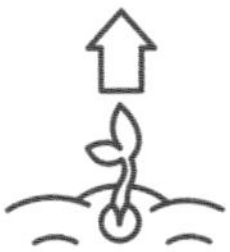

So schließt sich der Kreis: Samen ernten

Bei blühenden Pflanzen lohnt es sich, von den schönsten und ertragreichsten Arten das Saatgut abzunehmen (Ringelblume, Malve). Die schlecht entwickelten Vertreter werden vernachlässigt.
Geerntete Samen müssen schimmelfrei getrocknet werden: Am besten nicht nass ernten und dann locker in einem Kuvert oder Papiersäckchen verpacken. Das Trocknen dauert in etwa zehn bis vierzehn Tage. Danach mäuse- und mottensicher in verschlossenen Gläsern verwahren.

TIPP: *Die Gläser sofort etikettieren und mit Erntedatum und Pflanzenname beschriften.*

KOMPOST, DAS GOLD DES GÄRTNERS

Kompostieren ist eine Möglichkeit, organisches Material wiederzuverwerten – auch auf kleinem Raum. Darüber hinaus müssen Sie weniger Blumenerde kaufen, schleppen und lagern. Immer ein Gewinn!

Tragen Sie den ersten Ansatz an einem halbschattigen und windgeschützten Ort auf. Geeignet sind einfaches Astmaterial, Gestrüpp, überschüssiges Schnittmaterial und Sand. Verteilen Sie darauf alte Erde von Töpfen des Vorjahres. Darauf kontinuierlich und schichtweise frisches Küchenmaterial verstreuen: Schnittreste und Schalen von Obst und Gemüse, Eierschalen, biologische Papiertücher, Milch und Milchprodukte. Besonders hilfreich sind fermentierte Lebensmittel wie Sauerkraut, Joghurt oder gärende Fruchtsäfte.

Mikroorganismen wandeln diese „Abfälle" in wertvolle Erde um.

Im nächsten Frühjahr haben Sie dann ein Wunder der Natur: duftende frische Komposterde – nichts, das mehr auf die Kartoffelschalen, Gurkenreste und Tomatenabfälle vom Vorjahr hinweist.

Vorsicht: Das Schnittmaterial sollte nicht zu eng und dicht liegen. Arbeiten Sie dazwischen stets Zweige oder Eierkartons als Luftraum ein.

Übrigens: Pflanzliches Material riecht nicht. Tierische Abfälle (wie Fischgräten) sind hingegen auf kleinem Raum nicht zu empfehlen!

Zubereitungen der Naturapotheke

Im Folgenden finden Sie einen kleinen Überblick über die wichtigsten Methoden der Zubereitung und Haltbarmachung von Heilpflanzen.

Aufguss (Infus)

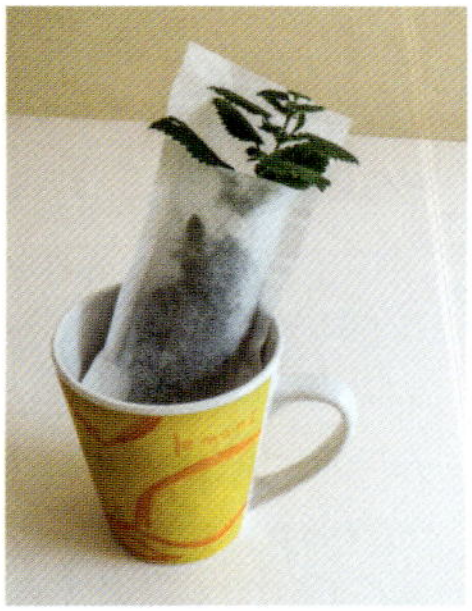

Das Prinzip von Tee: Frisches oder getrocknetes Pflanzenmaterial wird mit heißem Wasser aufgegossen. Getrocknete Kräuter 5–6 Minuten, frisches Material 3–4 Minuten zugedeckt ziehen lassen.

Dekokt

Das Pflanzenmaterial wird zerkleinert, in kaltes Wasser gelegt und dann aufgekocht. 10–20 Minuten zugedeckt köcheln lassen. Diese Methode ist für hartes Material (z. B. getrocknete Beeren, Rinden, Wurzeln) geeignet.

Mazeration

Pflanzenmaterial wird für die kommenden Monate eingelegt bzw. konserviert.

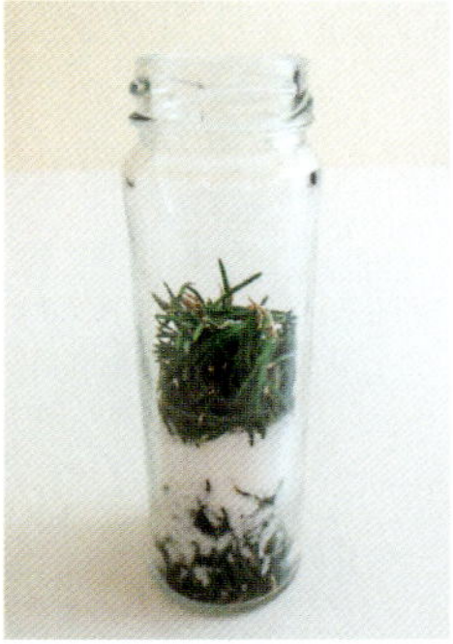

Kaltauszug: Für einen Auszug werden die Pflanzenteile in Öl, Schmalz, Wasser, Essig, Zucker oder Honig eingelegt. Zerkleinertes Pflanzenmaterial in ein sauberes Glas füllen und mit dem gewünschten Material aufgießen. Bis zu 6 Wochen darin ziehen lassen, abseihen, in saubere, dunkle Flaschen füllen und beschriften.

Warmauszug: Pflanzenteile mit tierischem Fett, Öl, Honig oder Zucker ca. 4–6 Stunden bei 50–57 °C auf dem Herd erwärmen, abseihen und in Braunflaschen füllen. Der Auszug kann zu Salben weiterverarbeitet werden (z. B. Ringelblumensalbe).

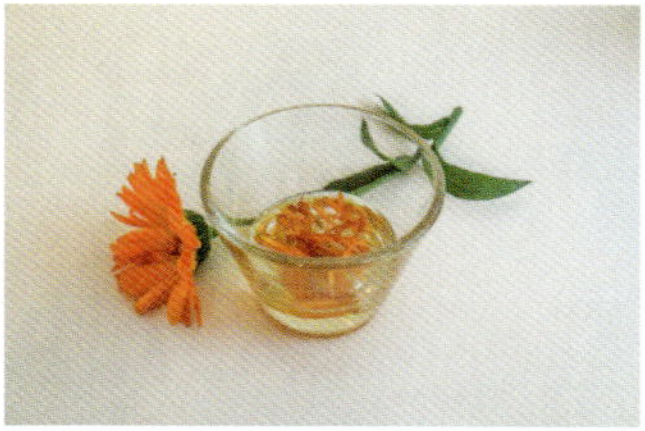

Heißauszug: Pflanzenmaterial in Öl bei 100 °C für wenige Minuten erhitzen (z. B. Knoblauchöl).

Tinktur

Für die Tinktur wird das Pflanzenmaterial in Alkohol eingelegt: bei 38%igem Alkohol im Verhältnis 1:10, bei 80%igem Alkohol im Verhältnis 1:5 (ein Teil Alkohol, fünf Teile Pflanzenmaterial). Diesen Ansatz 3–8 Wochen verschlossen aufbewahren, anschließend abseihen, abfüllen und beschriften. Auch die Tinktur kann aufbewahrt und langfristig genutzt werden.

Trocknen

Trocknen ist die einfachste Möglichkeit, Pflanzen zu konservieren und haltbar zu machen. Im Sommer genügt das Trocknen im Schatten im Freien. Im Winter kann das Material lose auf einem Backblech aufgebreitet und im leicht geöffneten Backofen getrocknet werden (Blüten bei 40 °C, Blätter bei 50°C und Rinden bei 80 °C).

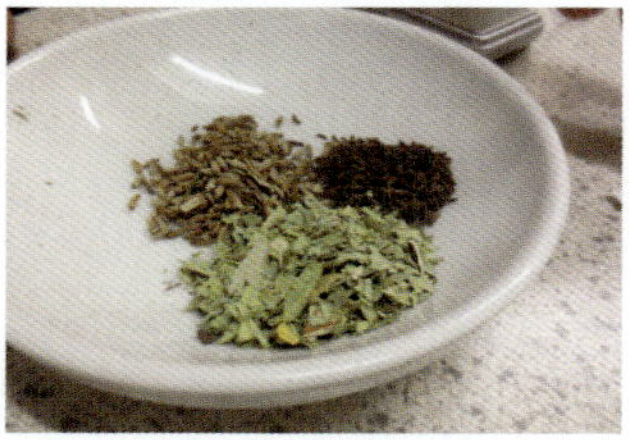

PFLANZEN NACH JAHRESZEITEN

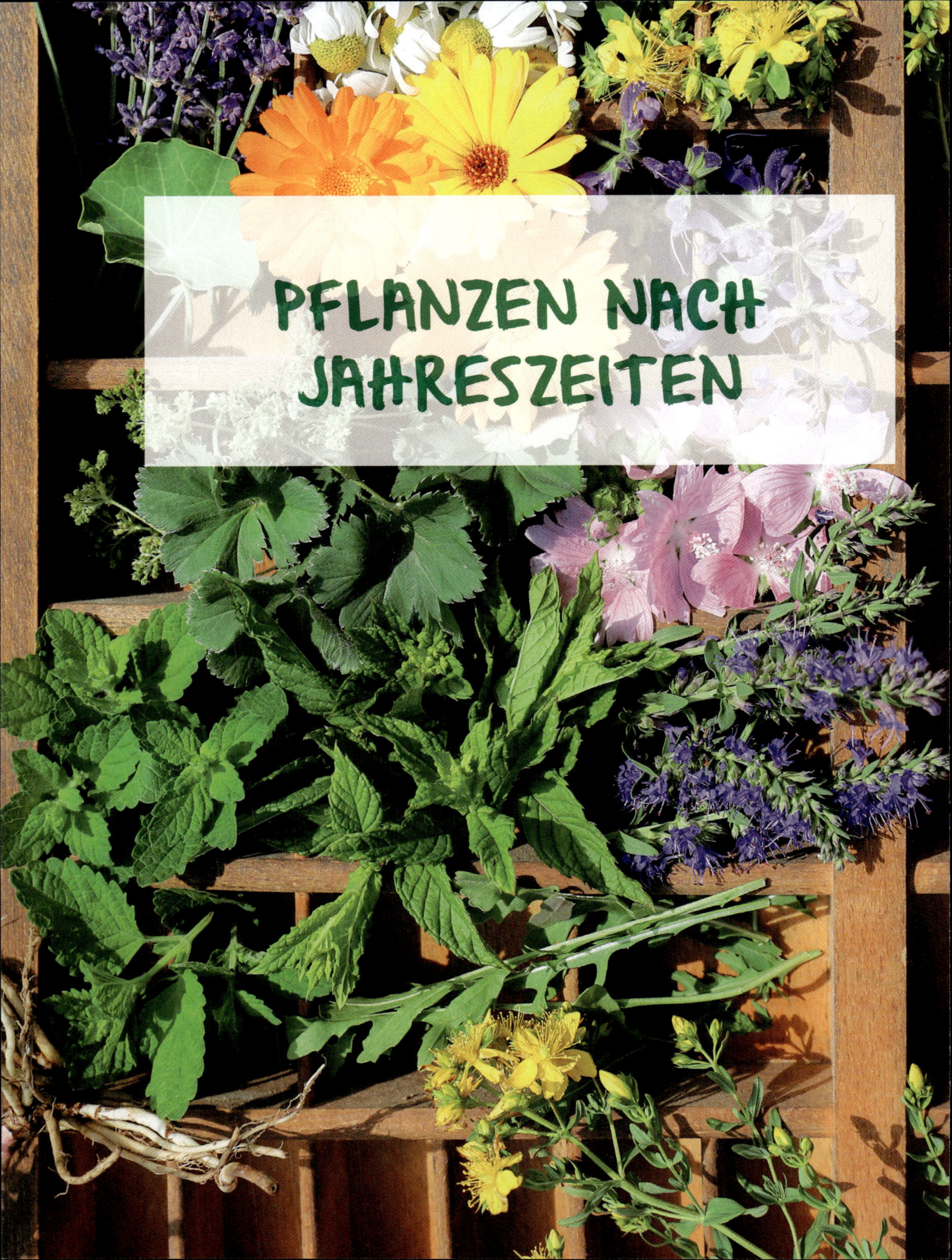

Frühjahr

April bis Anfang Juli

FÜR BALKON UND TERRASSE GEEIGNET

Wildkräuter

Ackerschachtelhalm, Beinwell, Blutwurz, Brennnessel, Frauenmantel, Gänseblümchen, Giersch, Gundermann, Günsel, Hirtentäschel, Huflattich, Knoblauchrauke, Kresse, Labkraut, Lungenkraut, Minze, Nelkenwurz, Odermennig, Primel, Quecke, Ringelblume, Rose, Schöllkraut, Steinklee, Stiefmütterchen, Storchenschnabel, Taubnessel, Veilchen, Waldmeister

Küchenkräuter

Bärlauch, Borretsch, Dost, Lavendel, Petersilie, Quendel, Rosmarin, Schnittlauch, Thymian, Wermut, Zitronenmelisse

Gemüse/Beeren

Erdbeere, Himbeere

Brennnessel

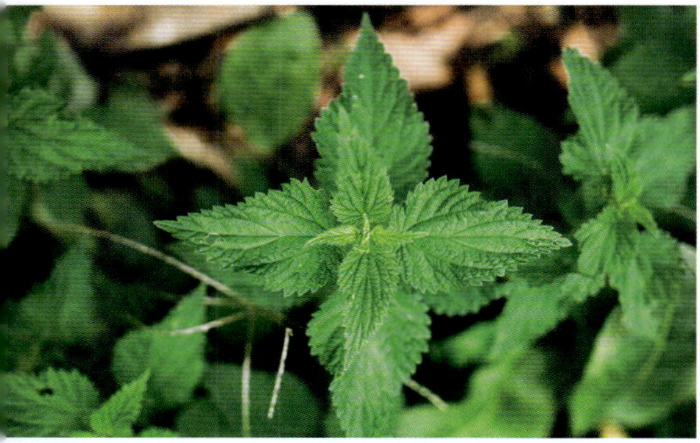

„Hätte die Brennnessel keine Stacheln,
wäre sie schon längst ausgerottet worden,
so vielseitig sind ihre Tugenden!"
(Pfarrer Künzle)

Brennnessel, ich sage dir,
Hitze und Frost plaget mir,
nimms von mir,
behalts bei dir.
(Volkstümlicher Spruch)

Info

Volkstümliche Namen: Donnernessel, Hanfnessel (Faserpflanze)

Brennnesseln (*Urtica dioica*) sind aufgrund ihrer geringen Ansprüche an den Boden nahezu weltweit verbreitet. Hat sich die Pflanze erst einmal etabliert, stehen ihr ausreichend Nährstoffe zur Verfügung, und sofern es nicht extrem trocken wird, hat die Brennnessel keine Probleme, sich über Jahre gegen alle anderen Pflanzen zu behaupten. Für die Raupen von rund 50 Schmetterlingsarten sind bestimmte Brennnessel-Spezies eine wesentliche Futterpflanze.

Gleichzeitig wirken ihre berühmten Brennhaare als Schutzmechanismus gegen Fraßfeinde. Bei Kontakt mit der Haut bricht das Härchen, und sein ameisensäurehaltiger Inhalt („Methansäure") wird frei. Er verursacht brennenden Schmerz und kann auch zu Entzündungen führen.

Brennnesseln lassen sich gefahrlos anfassen, indem man sie von unten nach oben überstreicht.

Durch ihren hohen Eisengehalt hilft die Brennnessel bei Erschöpfung und Ermüdungserscheinungen, Lustlosigkeit und Trägheit. Für Schwangere ist die Pflanze besonders empfehlenswert. Sie wirkt stoffwechselanregend, blutbildend, blut-

drucksenkend, blutreinigend, durchfallhemmend, schleimlösend, wassertreibend und stärkend.
Ihre entzündungshemmende Wirkung durch Senkung der Leukotriensynthese wurde wissenschaftlich nachgewiesen.

Geschichte

Früher hieß es, allein eine wahrhaftige Jungfrau könne eine Brennnessel anfassen, ohne sich dabei zu verbrennen. Den germanischen Kulturen galt die Nessel als Sitz der Vegetationsgeister.
Bereits die Ärzte der Antike gaben an, dass Brennnesselsamen feurig in der Liebe machen und die Wehen der Geburt lindern sollten. „Urtikation" war das Peitschen gelähmter oder rheumatischer Glieder mit Brennnesselstauden. Die Brennnessel wurde bei fast allen Krankheiten mit brennendem Schmerz eingesetzt.

Anbau & Ernte

Anbau: Sät sich selbst aus; Vermehrung erfolgt durch Wurzelteilung. Bringen Sie dazu ein Stückchen Wurzel in einen Topf ein.
Vorkommen: weltweit
Boden: Zeigerpflanze für stickstoffreichen Boden
Wirksame Pflanzenteile: Blätter, Wurzeln, Samen
Ernte: ab März (Blätter) bis in den Winter (Samen, Wurzeln)
Besonderheiten: Futterpflanze für Schmetterlinge (Kleiner Fuchs, Tagpfauenauge, Admiral, …)
Brennnesseljauche ist gut gegen Schädlinge. Dazu übergießt man ein Bündel Brennnessel mit 2 Litern Wasser und lässt die Mischung 20 Tage gären. Eventuell zum Gießen noch verdünnen.

Rezepte

Rheuma-Peitsche
2–3 Brennnesselstiele

Die durch die Ameisensäure ausgelösten Schmerzen regen die lokale Durchblutung stark an, der Stoffwechsel von Lymphen und Gefäßsystem wird angeregt. Dies führt zur Linderung.
Besonders mutige Rheumapatienten lassen sich mit der ganzen Pflanze schlagen.

Traditionelles Haarwaschmittel
1 Handvoll frische Brennnessel mit Wurzel
500 ml Wasser

Das Kraut mit der Wurzeln klein schneiden, mit Wasser heiß aufkochen, kurz abkühlen lassen und mit dem Absud die Haare waschen.
Die Schleimstoffe in der Wurzel wirken reinigend, die Kieselsäure stärkt das Haar.

Brennnesseltee gegen Frühjahrsmüdigkeit
2 Handvoll frisches Brennnesselkraut
500 ml kochendes Wasser

Das Kraut mit kochendem Wasser überbrühen, 10 Minuten ziehen lassen, abseihen und den Tee über den Tag verteilt trinken.
Er wirkt leicht harntreibend, hilft aber durch seinen hohen Eisengehalt gegen Müdigkeit und Blutarmut. Vorteil der Brennnessel ist der geringe Oxalsäuregehalt, wodurch das Eisen besser verstoffwechselt werden kann als bei anderen Frühjahrspflanzen.

TIPP: *1 Liter Brennnesseltee täglich, am besten zu gleichen Teilen gemischt mit Bärentraube und Goldrute, hilft bei Harnwegsinfekten. Er wirkt harntreibend, Keime werden über die Niere ausgeschieden.*

Brennnessel-Vollbad gegen Gelenks- und Muskelschmerzen
1 kg frisches Brennnesselkraut
5 l heißes Wasser

Das Kraut mit heißem Wasser auskochen, abseihen und den Sud zum Badewasser hinzufügen. Mindestens 20 Minuten darin entspannen. Danach leicht abtrocknen und einige Zeit ruhen.

Brennnesselöl zum Einreiben kalter Glieder ⌛
1 Handvoll frisches Brennnesselkraut
500 ml Speiseöl

Brennnesseln pflücken, für einen halben Tag leicht antrocknen lassen und zusammen mit dem Öl in einem Behälter gut verschließen. 1 Monat ziehen lassen, dann abseihen.
Bei Bedarf kalte Gelenke damit einreiben.

TIPP: *Ein praktisches Mittel für den Herbst! Am besten rechtzeitig im Spätsommer ansetzen.*

Brennnesselschnaps bei Sodbrennen und Magenschmerzen ⌛
500 ml Korn (38 %)
1 Handvoll Brennnesselkraut

Das Kraut grob hacken, mit dem Korn 4–8 Wochen in einem Behälter gut verschließen und in der Sonne stehen lassen. Danach abseihen. Bei Bedarf 1 Schnapsglas (2 cl) davon trinken oder die gleiche Menge mit etwas Wasser verdünnen.

TIPP: *Dieser Schnaps soll auch bei Reizblase und Prostatabeschwerden lindernd wirken.*

Brennnessel-Haarglanzspülung

100 g getrocknete Blätter und Wurzeln der Brennnessel
500 ml Wasser
250 ml Essig

Die Pflanzenteile mit kochendem Wasser überbrühen und 3 Stunden zugedeckt ziehen lassen. Dann abseihen und gut ausdrücken. Den Absud mit Essig vermischen und in eine Flasche abfüllen. Flasche kühl und dunkel lagern!
Die Spülung nach der Haarwäsche in die Kopfhaut einmassieren.

Nierentee

3 TL Brennnessel
2 TL Birkenblätter
2 TL Goldrutenkraut
2 TL Kamillenblüten

Mit der Mischung 2 Liter Tee ansetzen, aufkochen und 10 Minuten ziehen lassen. Den Tee über 3 Tage verteilt trinken.
Er regt die Nierentätigkeit an, wirkt vorteilhaft bei Nierengrieß und vorzeitigem Prostataleiden.

ACHTUNG: *Der Tee sollte nur bei intakter Organfunktion getrunken werden. Bei Nierenschwäche ist der harntreibende Effekt zu belastend!*

Gänseblümchen

Wenn ich mein Leben noch einmal leben könnte,
würde ich im Frühling früher anfangen, barfuß zu laufen,
und im Herbst später damit aufhören.
Ich würde öfter die Schule schwänzen.
Ich würde gute Noten nur aus Versehen schreiben.
Ich würde öfter Karussell fahren.
Ich würde mehr Gänseblümchen pflücken.
Wenn du dich andauernd schindest, vergisst du sehr bald,
dass es so wunderschöne Dinge gibt,
wie zum Beispiel einen Bach, der Geschichten erzählt,
und einen Vogel, der singt.
(Nadine Stair, 85 Jahre alt)

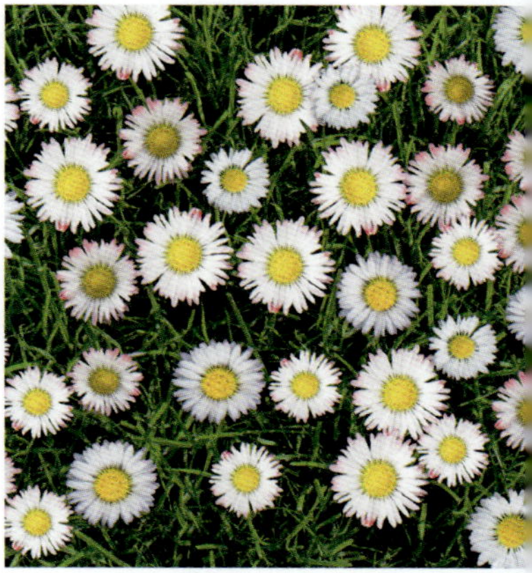

Info

Die Gänseblume (*Bellis perennis*) ist die Heilpflanze des Jahres 2017. Ihr lateinischer Name bedeutet so viel wie „die Schöne, die das ganze Jahr über blüht". Sie richtet das Blütenköpfchen nach dem Stand der Sonne und schließt sich bei Regen und zur Nacht.

Volkstümliche Namen: Augenblümchen, Himmelsblume, Marienblümchen, Monatsröserl, Mondscheinblume, Regenblume, Tausendschön

In der Volksmedizin wird das Gänseblümchen als Frischpflanze, aber auch als Tee oder Tinktur bei Erkrankungen der Atemwege, bei Arthritis, Rheuma, Leber-, Nieren- und Blasenbeschwerden eingesetzt.
Es gilt als sehr gutes Schmerz- und Wundheilmittel bei Kopfschmerzen, Schwindelanfällen, bei Quetschungen und Blutergüssen, Schürfwunden, Verstauchungen und Muskelschmerzen.
Das Gänseblümchen wird auch als „Arnika der Gebärmutter" bezeichnet, da es die Rückbildung nach der Geburt fördert.
Gänseblümchen-Weingeist soll bei Erkältungen gut wirken und ist auch schleimlösend bei Bronchitis.

Geschichte

Im Christentum ist die Gänseblume ein Symbol Marias und der Mutterliebe. Einer Legende zufolge entstand sie aus den Tränen, die Maria auf der Flucht nach Ägypten geweint hat. Bei den Germanen wurde sie als Symbol der Fruchtbarkeit und des Neubeginns gesehen, gewidmet der Göttin Freya.

Ein alter Glaube besagt, dass, wer im Frühjahr die ersten drei Gänseblümchen findet und mit den Zähnen pflückt, das ganze Jahr gesund bleibt. Und wer getrocknete Gänseblümchen bei sich trägt, die am Johannistag (23. Juni) mittags zwischen 12 und 13 Uhr gepflückt wurden, dem geht keine wichtige Arbeit schief.

Anbau & Ernte

Anbau: Das Gänseblümchen mit der Wurzel ausstechen und in einen Topf oder Garten setzen. Es samt sich selbst aus.

Vorkommen: Felder, Wegränder, an Bahndämmen und Gehsteigen, Wiesen, Parkanlagen

Boden: lehmig

Wirksame Pflanzenteile: Blütenköpfe, junge Blattrosetten, Knospen

Ernte: April bis September; da sie frostfest sind, können Gänseblümchen auch über den Winter gesammelt werden

Besonderheit: die Blütenköpfe schmecken leicht nussig

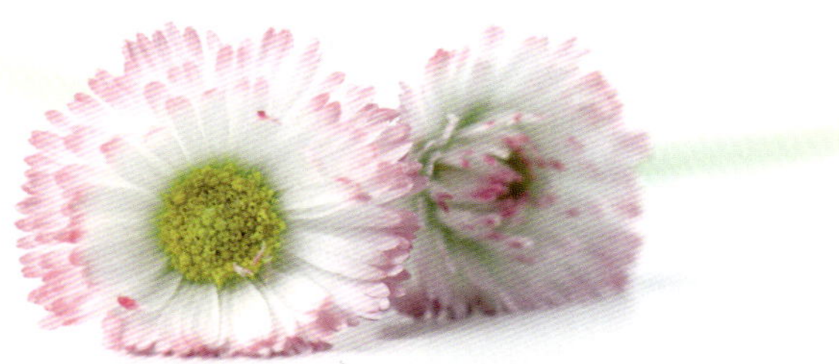

Rezepte

Hauttee
5 g Gänseblümchen
5 g Stiefmütterchen
5 g Ringelblumen
5 g Kamillenblüten

1 EL dieser Mischung mit 150 ml heißem Wasser aufbrühen und zugedeckt ziehen lassen. Das frische Kraut soll 3–5 Minuten, das getrocknete Kraut 6–8 Minuten ziehen. Dann abseihen.
3 x täglich eine Tasse trinken. Der Tee fördert den Stoffwechsel und regt die Neubildung der Hautzellen an.

TIPP: *Alternativ kann der Absud als Gesichtswasser bei wunder Haut verwendet werden.*
Der Auszug eignet sich auch, um Hautunreinheiten bei Kindern zu behandeln.

Gesichtsmaske für reife Haut
1 EL getrocknete Gänseblümchen
2 EL Leinsamen
1 TL Honig
100 ml heißes Wasser

Die Blümchen mit heißem Wasser übergießen und 30 Minuten ziehen lassen, dann abseihen. Für die Maske 3 EL davon mit Leinsamen und Honig mischen und 10–15 Minuten auf die Haut einwirken lassen, dann abspülen.

TIPP: *Der restliche Absud kann als Gesichtswasser verwendet werden.*

Teemischung nach der Geburt (Gebärmuttertee)

5 g Gänseblümchen
5 g Schafgarbe
5 g Johanniskraut
5 g Melisse

1 EL der Mischung mit 200 ml heißem Wasser aufgießen und 7 Minuten ziehen lassen, dann abseihen. Täglich 2–3 Tassen trinken.
Der Tee kräftigt und festigt das Gewebe nach einer anstrengenden Geburt.

Wiesenpflaster

2–3 Gänseblumenköpfe

Die Blumenköpfchen zerdrücken und auf die betroffene Stelle legen.
Der Saft ist hilfreich bei kleinen Wunden oder Insektenstichen.

Gänseblümchen-Tinktur ⌛

100 Gänseblümchenköpfe
150 ml Korn (38 %)

Blüten und Korn in ein Glas füllen und verschlossen 1 Monat lang ziehen lassen, währenddessen täglich schütteln. Dann abseihen und in einer dunklen Flasche aufbewahren.
Die Tinktur kann bei kleinen Verletzungen wie Wunden, Schürfwunden, Prellungen, Verstauchungen und blauen Flecken gute Dienste leisten. Sie kenn entweder direkt zum Einreiben oder für Umschläge verwendet werden.

Augencreme

1 Handvoll frische Gänseblümchenköpfe
100 ml Jojobaöl
10 g Bienenwachs

In einem kleinen Kochtopf Gänseblümchen mit dem Öl ca. 20 Minuten bei niedrigster Hitze lauwarm ausziehen. Abseihen, das Bienenwachs zugeben und alles miteinander verschmelzen lassen. Die Mischung in Salbendosen abfüllen, auskühlen lassen und erst dann verschließen.
Jojobalöl zieht sehr gut ein und fettet nicht nach. Deshalb wird diese Mischung gerne als natürliche Anti-Falten-Creme verwendet.

Massageöl

1 Handvoll frische Blütenköpfe
150 ml Speiseöl

Die Blüten kurz antrocknen lassen (im Hochsommer einige Stunden, ansonsten etwa 1 Tag), dann in einem Schraubglas mit Öl übergießen und gut verschlossen 3 Wochen ziehen lassen. Anschließend abseihen.
Die Mischung eignet sich als sanftes Massageöl bei trockener, älterer und sensibler Haut.

ACHTUNG: *Bei Allergien auf Korbblütler sollten Sie auch auf Hautbehandlungen mit Gänseblümchen verzichten!*

Giersch

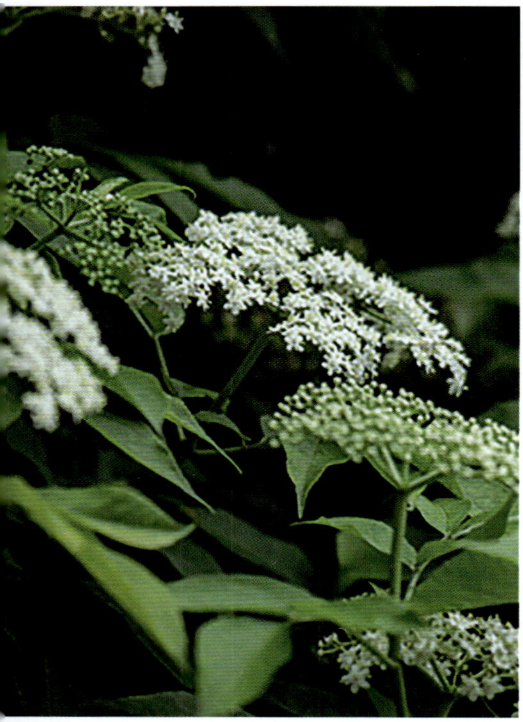

Wenn du durch den Wald tust gehen
kannst du dort den Giersch gleich sehen.
Was da unterm Baum rausschaut,
ist Gemüse-, Gicht- und Suppenkraut.
Trula trula trula la
Nimmst du dir den Tee vom Geißfuß
Harnsäure weiß, wo sie hinmuss.
Schmerzen dort am großen Zeh
Blätter drauf, 's tut nimmer weh.
Trula trula trula la
Baumtropfen ist auch sein Name,
seine Blüten für die Dame.
Die Wurzeln treiben weg die Mängel,
Sauerkraut mach aus dem Stängel.
Trula trula trula la
Das Zipperlein wird er vertreiben
in jedem Garten tut er bleiben.
Der Geißfußsamen ist bekannt,
„Äthiopischer Kümmel" wird er genannt.
Trula trula trula la
(Gierschlied, volkstümliche Überlieferung)

Info

Der Giersch (*Aegopodium podagraria*) ist ein Doldenblütler, der ab dem frühen Frühjahr an feuchten Stellen im Gelände wuchert: unter Büschen, an Wald- und Wegrändern, in Gärten, Parks und Blumentöpfen.
Der Giersch ist eine treue Pflanze. Einmal im Garten oder im Topf vorhanden, ist er stets erntebereit. Manche Gärtner verteufeln ihn, weil man ihn nicht mehr loswird. Doch er ist mehrjährig und kann über das gesamte warme Halbjahr für Spinatgerichte geerntet werden.

Volkstümliche Namen: Ackerholler, Erdholler, Geißfuß, Gichtkraut, Podagrakraut, Ziegenfuß, Zipperleinkraut. Sie alle deuten schon darauf hin, wofür er in früheren Zeiten verwendet wurde.

Giersch ist reich an Vitamin A, C, Eisen und Kalium. Das Grün wirkt leicht harndrängend, verdauungsanregend, pilzhemmend, antirheumatisch, blutreinigend, entzündungshemmend und sanft krampflösend. Innerlich angewandt hilft er bei Gicht, Ischias, Rheuma, Arthritis, Blasenentzündung, Durchfall, Hämorrhoiden, aber auch Husten.
Auch äußerlich wird er angewendet, beispielsweise gegen Insektenstiche, Sonnenbrand, Hautverletzungen, Hämorrhoiden und Krampfadern.
Auch wenn seine Wirkung in vielen Studien nicht bestätigt werden konnte – sicher ist, dass der hohe Kaliumgehalt die Entwässerung unterstützt, also die Ausscheidung von Harn und Harnsäure.

Geschichte

Giersch zählt neben der Brennnessel zu den ältesten und meistverwendeten Wildgemüsearten. Bereits im Mittelalter wurde er als Mittel gegen Herzgefäßbeschwerden und knotige Gelenke verwendet. Die Blätter und die zerdrückten Wurzeln der Pflanze wurden bei Ischiasschmerzen, Rheuma und vor allem bei akuten Gichtanfällen am Zehengelenk aufgelegt.
Der Renaissance-Mediziner und Botaniker Tabernaemontanus schrieb im 16. Jahrhundert über den Giersch: „Wiewol der Geyßfuß ein veracht und unachtsam Kraut ist, so hat es doch seinen gebrauch in der Artzeney uberkommen und wird insonderheit höchlich gelobt zu dem Zipperlein, Gliedsucht und Hüfftwehe."
Heute erlebt der Giersch als beliebte Spinatpflanze eine Renaissance.

Anbau & Ernte

Anbau: In der freien Natur ausstechen und nur einen Teil eines Rhizoms (Wurzelgeflechts) im Topf einsetzen. Der Giersch vermehrt sich über unterirdische Wurzelausläufer.
Vorkommen: feuchte Laub- und Mischwälder, Gärten, Wegränder, Parkanlagen
Boden: an feuchten Stellen | stickstoffreiche, humose Böden

Wirksame Pflanzenteile: Blätter, Wurzeln, Blütenknospen, Samen
Ernte: ganzjährig I hellgrüne und junge Blätter, junge Knospen
Besonderheit: Beim Einsetzen im Garten ist zu bedenken, dass der Giersch sich stark ausbreitet. Ist er im Garten einmal vorhanden, lässt er sich kaum noch entfernen. Daher am besten immer in Töpfen oder abgegrenzten Arealen setzen.

Rezepte

Harndrängender Tee bei Gicht und Rheuma
20 g Holunderblüten
10 g getrocknetes Gierschkraut
5 g Liebstöckelkraut
5 g Brennnesselkraut

Die Kräuter gut vermischen und 1 EL der Mischung mit 250 ml kochendem Wasser überbrühen. 10 Minuten ziehen lassen und 3 x täglich 1 Tasse trinken. Dies als Kur über 3 Wochen einsetzen.
Der Tee wirkt blutreinigend, mildert Hautunreinheiten und reduziert Körpergeruch.

Gierschtee gegen Harnleiterentzündung
5 g Giersch
5 g Brennnessel
5 g Zinnkraut
5 g Thymian
5 g Kamille
5 g Goldrute

Die Kräuter zu gleichen Teilen mischen. 1 EL der Mischung mit 250 ml kochendem Wasser übergießen, 10 Minuten ziehen lassen und abseihen. 3 x täglich 1 Tasse trinken.

TIPP: *Die Kräutermischung kann auch für Sitzbäder verwendet werden.*

Gierschsud bei Hämorrhoiden
150 g getrocknete Gierschwurzeln und frische Blätter gemischt
1 l Wasser

Wurzeln und Blätter in Wasser aufkochen, 5 Minuten köcheln und weitere 10 Minuten ziehen lassen. Abseihen und den Sud in das etwa 38 Grad warme Badewasser gießen. Ca. 15 Minuten darin baden, anschließend warm abduschen und ruhen.

Hautauflage bei kleinen Wunden
etwas frisches Gierschkraut

Frisches Gierschkraut mit einer Flasche wie mit einem Teigroller flachdrücken und direkt auf die betroffene Stelle legen.
Der freiwerdende Pflanzensaft lindert die Schmerzen und wirkt leicht entzündungshemmend. Auch bei Insektenstichen geeignet!

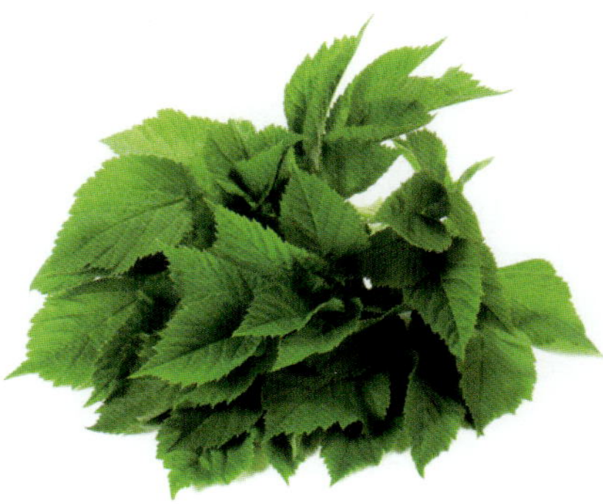

Löwenzahn

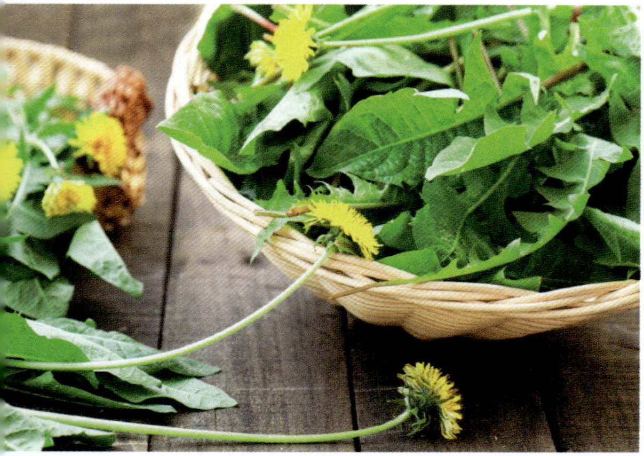

Darum, lieber Mensch, sei gescheit und iss wieder mehr natürliche, einheimische Bitterstoffe, wie Bärlauch, Giersch, Löwenzahn, Salbei, Wermut …
(Notburga Brandstätter)

Info

Volkstümlicher Name: Pusteblume, Kuhblume, Bettpisser

Den Namen „Bettpisser" trägt der Löwenzahn wohl aufgrund seines hohen Kaliumgehalts, der harntreibend wirkt, ohne die Niere zu reizen. Deshalb ist Löwenzahn (*Taraxacum officinale*) wesentlicher Bestandteil zahlreicher Frühjahrskuren zur Reinigung und Entgiftung. Dabei wird der Urogenitaltrakt angeregt, und durch die erhöhte Harnausscheidung können auch Gewebe, Gelenke und das Herz-Kreislauf-System entlastet werden.
Der hohe Gehalt an Bitterstoffen wirkt appetitanregend und fördert die Sekretion der Verdauungssäfte. Deshalb ein Tipp an alle, deren Verdauung mit der Anzahl der Jahresringe träge wird: Genießen Sie regelmäßig Bittersalate als Vorspeise. In Italien ist das ganz selbstverständlich – nicht ohne Grund, folgt dem ja zumeist ein opulentes Mahl mit Pizza, Pasta oder Käse.
Wissenschaftlich anerkannt ist die anregende Wirkung des Löwenzahns auf den Gallenfluss und bei Appetitlosigkeit.

Geschichte

Die heilende Wirkung des Löwenzahns hat bereits Avicenna, der berühmte arabische Arzt, im 11. Jahrhundert in seinem *Canon medicinae* festgehalten. Er spricht dabei hauptsächlich von dessen entwässernder Wirkung.

Erst im Spätmittelalter wurde das Kraut im deutschsprachigen Raum beschrieben. Dem Hexenglauben zufolge erfüllt sich jeder Wunsch, wenn man sich mit Löwenzahn den Körper einreibt.

Die „Pusteblume" soll im Übrigen Leonardo da Vinci zur Erfindung des Fallschirms inspiriert haben.

Anbau & Ernte

Anbau: Die Wurzeln in der freien Natur ausstechen – am besten nach einem ergiebigen Regenwetter – und daheim am Balkon oder im Garten einsetzen. Der Löwenzahn ist mehrjährig. Er eignet sich für sonnige bis halbschattige Flächen und ist nicht anspruchsvoll.

Vorkommen: gedüngte Wiesen, Weiden, Äcker, Parkrasen, Straßenränder, Wegränder, Gärten, zwischen Pflastersteinen

Boden: gedeiht in feuchten, nährstoffreichen Böden | gilt als Stickstoffzeiger

Wirksame Pflanzenteile: Blätter, Wurzeln, Blütenknospen, Blütenköpfe

Ernte: das ganze Jahr hindurch | Blüten: April bis Mai | Blätter: während des ganzen Sommers | Wurzeln: im Spätherbst

Besonderheit: Vorsicht bei Korbblütlern: Der Milchsaft kann reizend wirken. Allergien sind bekannt!

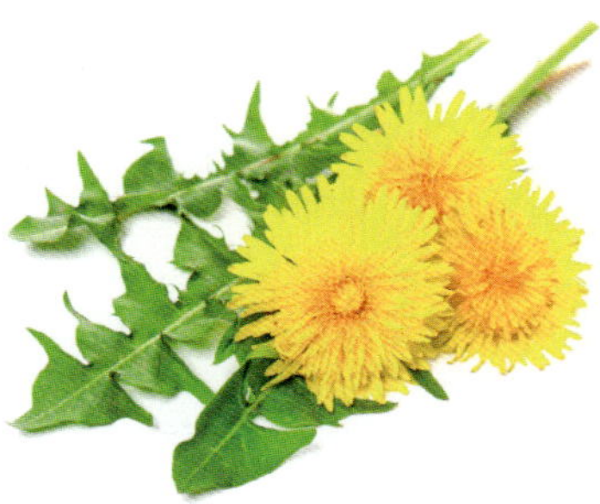

Rezepte

Löwenzahnwurzeltee
1–2 TL getrocknete Löwenzahnwurzel
250 ml Wasser

Wurzeln mit Wasser übergießen, aufkochen und 15 Minuten ziehen lassen, dann abgießen. 3 Tassen Tee pro Tag über 3 Wochen trinken.
Eine Löwenzahnkur bringt den Stoffwechsel in Schwung. Darüber hinaus ist der Löwenzahn reich an Vitaminen, Mineralstoffen und Enzymen – eine Verjüngungskur für Bindegewebe, Leber und Niere.

Warzenkraut
einige frische Stängel Löwenzahn

Die Volksmedizin besagt, dass der Saft aus dem Stängel, am dritten Tag bei abnehmenden Mond gepflückt und auf die Warze gestrichen, die Warze verschwinden lässt. Mein Tipp: Es klappt auch auch an anderen Tagen! Ausschlaggebend ist der leicht antiviral wirkende, klebrige Milchsaft.

Anti-Krampfader-Tee
5 g Brombeerblätter
5 g Löwenzahnblätter
5 g gelber Steinklee
5 g Kamille
5 g Gartenraute

Alle Kräuter vermischen. 2 TL der Mischung mit 1 Tasse kochendem Wasser übergießen, 10 Minuten ziehen lassen, dann abseihen. 2 Tassen täglich trinken.

TIPP: *Zusätzlich Tücher mit dem Tee tränken und daraus Wickel an den Beinen anlegen.*

Teemischung bei Ödemen
5 g Brennnesselkraut
5 g Birkenblätter
5 g Zinnkraut

Die drei Wildkräuter zu gleichen Teilen mischen, davon 2 TL mit 250 ml kochendem Wasser übergießen und 10 Minuten zugedeckt ziehen lassen. Dann abseihen.
Bei Wassereinlagerungen 2–3 Tassen täglich trinken.

ACHTUNG: *Nicht bei Herzbeschwerden und Nierenleiden anwenden!*

Apéritif aus Löwenzahnblüten
50 g Blütenköpfe
1 Flasche Weißwein (trocken)

Die Blüten für 2 Stunden im Wein einlegen, abseihen und den Wein bei Tisch als Apéritif reichen.

Löwenzahntinktur bei eingeschränkter Gallenfunktion
frische Löwenzahnwurzeln
Alkohol (50 %) im Verhältnis 1 : 5

Wurzeln waschen, abbürsten, in dünne Scheiben schneiden und in einem Schraubglas mit Alkohol übergießen. An einem warmen Ort ca. 3 Wochen reifen lassen und während dieser Zeit gelegentlich schütteln. Danach abseihen.
3 x täglich vor dem Essen 20 Tropfen mit wenig Wasser einnehmen.

Löwenzahnlikör (*Amara aromatica*)
3 Handvoll Blütenköpfe
500 ml Alkohol (80 %)
250 g Zucker
500 ml Wasser

Die Blütenköpfe mit dem Alkohol für 2 Wochen gut verschlossen ansetzen und gelegentlich schütteln. Dann den Ansatz abseihen. Zucker mit Wasser aufkochen, bis er aufgelöst ist, und den Ansatz mit der Zuckerlösung mischen. In Flaschen füllen und einige Tage ruhen lassen.
Bei Magenschmerzen nach dem Essen ein Schnapsglas davon trinken.

Löwenzahnhonig bei Husten
100 g Löwenzahnblüten
50 g Spitzwegerich
500 ml Wasser
1 kg Zucker
1 Zitrone

Blüten und Spitzwegerich im leicht köchelnden Wasser 1 Stunde ziehen lassen. Dann abseihen, die Blüten gut ausdrücken und herausnehmen. Den Auszug nochmals kurz aufkochen, Zucker und Zitronensaft einrühren und alles zusammen so lange erhitzen, bis der Saft dick und sirupartig ist. Noch heiß in Gläser abfüllen und erst, wenn die Mischung erkaltet ist, die Gläser verschrauben.
Dieser Sirup ist ein probates Hausmittel gegen Halsschmerzen, Husten und bei Erkältung.

ACHTUNG: *Bei Entzündungen der Galle und bei Kontaktallergien mit dem Milchsaft Löwenzahn meiden!*

Minze

Darum hege und pflege, lieber May, die Minze. Die Minze möge zu deiner Weisheit beitragen. Auch kannst du von einer Vesper deinen Tisch mit Minze abreiben. Deine Gäste und du werden mit noch größerem Behangen zusammensitzen und die Geselligkeit genießen.
(Sybille D. Wolf)

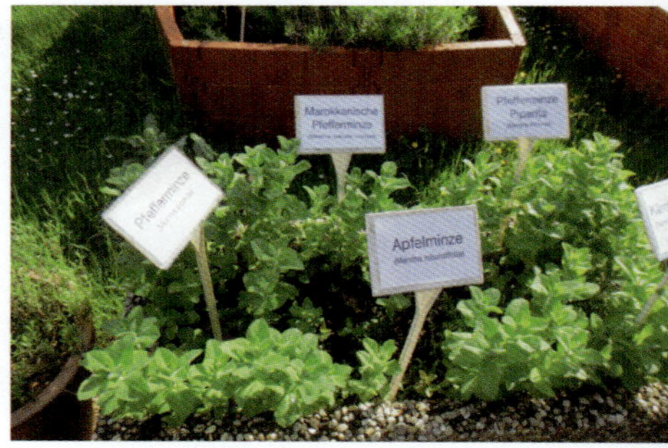

Info

Volkstümliche Namen: Halskraut, Magenminze, Bachminze, Aderminze, Balsam

Botaniker gehen davon aus, dass es mehr als 2000 Arten von Minze gibt. Die offizinelle und damit arzneilich verwendete ist die *Mentha piperita*, die Pfefferminze. Es lohnt sich aber durchaus, auch andere Arten zu testen, denn viele Hybride haben sich als sehr aromatisch erwiesen, sie duften nach Orange, Zimt oder Schokolade.

Ihre Hauptwirkung für die Hausapotheke liegt darin, dass sie sehr schnell Juckreize stillen kann: Manchmal genügt schon das Inhalieren der Teedämpfe. Für die kühlende Empfindung ist die lokalanästhetische Wirkung des Menthols verantwortlich. Darüber hinaus wirkt die Minze mild tonisierend (anregend) und entspannend, ob bei Übelkeit, Magenverstimmung, Völlegefühl, Mundgeruch, Blähungen, aber auch bei Kopfschmerzen oder Sportverletzungen.
Auch die antibakteriellen Eigenschaften der Minze wurden in den letzten Jahrzehnten gut dokumentiert.

ACHTUNG: *Pfefferminze darf bei niedrigem Blutdruck, bei Allergien gegen Menthol und bei Kleinkindern nicht angewendet werden!*

Geschichte

Die Minze ist seit der Antike für ihre vielseitige Wirkung bekannt. Im alten Ägypten schätzte man ihren Duft, und Keilschriften aus Mesopotamien lassen die Annahme zu, dass Minze bereits von den Sumerern in Küche und Heilkunde genutzt wurde. Schon der griechische Arzt Dioskurides, aber auch Hildegard von Bingen empfahlen die Minze als Heilmittel für den Verdauungstrakt und gegen Krämpfe.

Doch nicht nur die lokalanästhesierende Wirkung der Minze, die wir als „kühl" empfinden, war bereits in der Antike bekannt. Damals riet man Soldaten, vor einer Schlacht nicht davon zu essen, da die „gesteigerte Männlichkeit" ihrer Kampfeslust im Wege stehen könnte.

Auch heute wird die Pfefferminze vor allem in wärmeren Ländern als Tee genossen und wegen ihrer kühlenden und gleichzeitig anregenden Wirkung geschätzt.

Anbau & Ernte

Anbau: Stecklinge oder Ausläufer. Stecklinge vorab einige Tage in Wasser legen, sie bilden dann feine Wurzelfasern. Ausläufer direkt in die Erde stecken. Die Minze liebt feuchte, sonnige bis halbschattige und luftige Plätze und gedeiht auch in kühleren Regionen. Sie ist sehr anspruchslos, ergiebig und außerdem großteils winterhart, kann aber auch in der Wohnung überwintern und geerntet werden.

Boden: feuchter, nährstoffreicher Boden

Wirksame Pflanzenteile: ganzes Kraut, Blätter, Blüten

Ernte: am besten vor der Blüte | einzelne Blätter können das ganze Jahr über geerntet werden

Besonderheit: Wuchert mehrjährig. Am besten Wurzelsperren im Boden einbringen, die Minze breitet sich sonst stark aus.

Vorsicht beim Anbau unterschiedlicher Sorten. Sie können sich kreuzen und Hybride bilden, wodurch sich der jeweils spezielle Eigenduft verändert.

TIPP: *Kulturpflanzen sind reicher an ätherischen Ölen als Wildpflanzen. Hier lohnt es sich deshalb, auf gezüchtete Exemplare zurückzugreifen.*

Rezepte

Tee zum Abstillen
1 EL Minze
250 ml Wasser

Das Kraut mit heißem Wasser übergießen, ziehen lassen und abseihen. Den Tee über den Tag verteilt trinken. Er hilft auf natürlichem Weg die Milchbildung zu mindern.

TIPP: *Zum Abstillen können Sie auch kleine Mengen Salbeiblätter beifügen.*

Teemischung bei Grippe
20 g Pfefferminze
20 g Lindenblüten
10 g Holunderblüten
10 g Kamillenblüten

1 Teelöffel von der Mischung mit 250 ml siedendem Wasser überbrühen, 20 Minuten ziehen lassen und dann abgießen.
Bei Bedarf über den Tag verteilt 3 Tassen in kleinen Schlucken trinken.

Tee bei Übelkeit und Magenschmerzen
5 g Pfefferminze
5 g Kamille
5 g Thymian

1 Esslöffel der Mischung mit 200 ml heißem Wasser übergießen und ziehen lassen. Noch warm trinken.
Der Tee wirkt beruhigend und krampflösend.

Badezusatz
500 g frische Minze

Das Kraut mit 3 Litern Wasser überbrühen und ca. 10 Minuten ziehen lassen, dann abseihen. Den Absud ins Badewasser zugeben.
Die Mischung entspannt und sorgt für Wohlgefühl.

Gesichtsmaske gegen fettige Haut
1 Handvoll Pfefferminzblätter
1 EL Heilerde
1 EL Joghurt
etwas Honig

Die Minzblätter im Mixer pürieren und mit den übrigen Zutaten zu einer streichfähigen Paste vermischen. Die Paste auf die Haut auftragen und 10–15 Minuten einwirken lassen. Dann vorsichtig entfernen.

Minze gegen Rheuma
1 Handvoll frische Minze
etwas heißes Wasser

Die frische Minze kurz mit heißem Wasser überbrühen und das erwärmte Kraut auf die schmerzende Stelle legen. Es kühlt rasch aus, die darin enthaltenen Menthole werden frei und wirken kühlend.

Inhalation bei Kopfschmerz und Erkältung
1 Handvoll frische Minze oder
1 Spritzer ätherisches Minzöl

Frische Minze oder Minzöl in einen Topf mit 1 Liter heißem Wasser geben.
Unter einem Handtuch inhalieren und dabei tief durchatmen.

Kühlende Minz-Kompresse bei Gelenksschmerzen
250 g Topfen (Quark)
15 Tr ätherisches Minzöl
5 Tr Cajeputöl
2 Baumwolltücher

Topfen mit ätherischen Ölen verrühren und etwa ½ cm dick auf ein Tuch streichen. Das Tuch auf das entzündete Gelenk legen und mit einem zweiten Baumwolltuch fixieren. Ca. 10–15 Minuten einwirken lassen.

Erfrischendes Roll-on
10–20 Tr ätherisches Pfefferminzöl
10 ml Jojobaöl
1 Roll-on-Flasche (10 ml)

Die beiden Öle vermischen und in eine Roll-on-Flasche (Deo-Roller) füllen. Bei Bedarf mehrmals täglich auf die Schläfen oder am Haaransatz auftragen.
Die Mischung hilft bei beginnenden Kopfschmerzen oder Konzentrationsstörungen.

Aphrodisierendes Teerezept des Nostradamus
10 g Salbei
8 g Bohnenkraut
5 g Minze
200 ml Wasser
1 TL Akazienhonig

Aus den Kräutern einen Tee bereiten und anschließend mit Honig süßen.
Dem Trunk wird eine aphrodisierende Wirkung nachgesagt, weshalb im 16. Jahrhundert das Züchten der Pflanze in Klostergärten untersagt war.

Minz-Balsam bei Kopfschmerzen und Verspannungen

30 ml neutrales Pflanzenöl (z. B. Sonnenblumenöl)
3 g Bienenwachs
2 g Wollwachs (Lanolinanhydrid)
30 Tr ätherisches Minzöl

Öl, Wachs und Wollwachs in einem Wasserbad erwärmen, bis alle Bestandteile geschmolzen sind. Ein wenig abkühlen lassen, dann das ätherische Öl einrühren. Die Mischung in ein Salbendöschen füllen und offen auskühlen lassen. Dann verschließen.
Bei Muskel-, Kopf- oder Nervenschmerzen den Balsam auf die betroffene Stelle leicht einmassieren. Die Menthole wirken gut gegen den Schmerz.

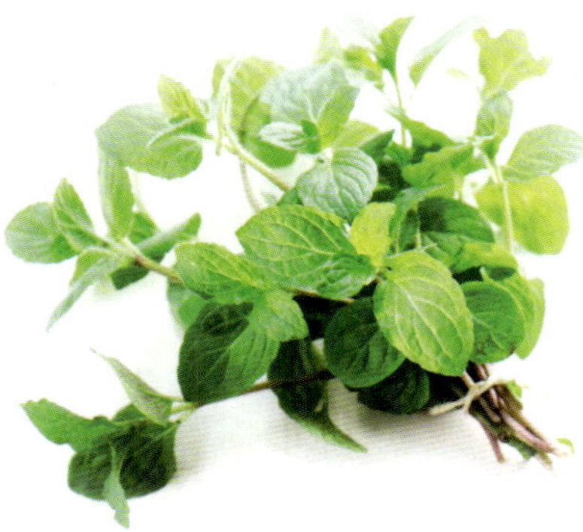

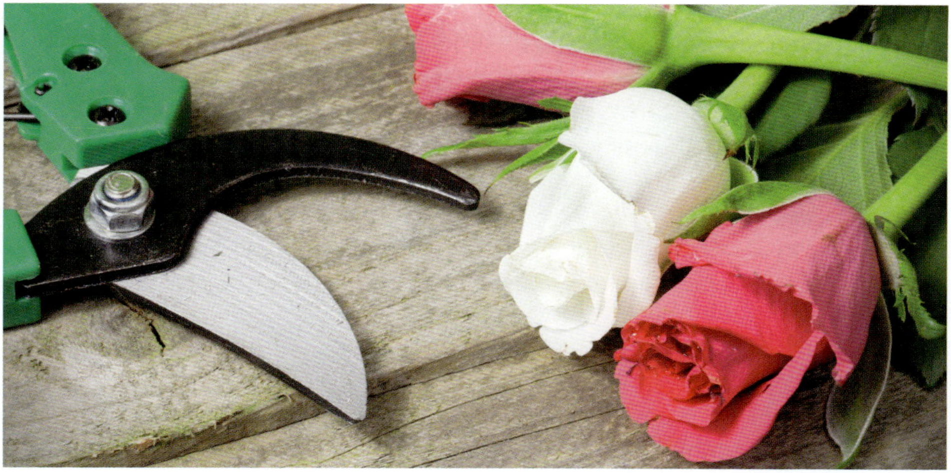

Rose

An einer Rose hab ich gerochen.
An einem Dorn hab ich mich gestochen.
Mit Blut hab ich geschrieben:
Für immer werde ich dich lieben!
(Poesiealbum-Spruch, Quelle unbekannt)

Info

Die Rose (*Rosa gallica, Rosa centifolia*) – im Volksmund die „Königin der Blumen" – gilt als Sinnbild der Liebe. Die Schönheit ihrer Blütenblätter und ihr betörender Duft, aber auch ihr mythologischer Hintergrund und die überlieferte Symbolik lassen auf ihre Bedeutung als Heil-, Liebes- und Lebensmittel schließen.

Die Rose wird bis heute erfolgreich in der Aromatherapie eingesetzt. Nicht umsonst spricht man auch vom „Duft der Götter". Wegen ihres sinnlichen Dufts dienen kostspielige Rosenöle und Blütenessenzen auch als Kopfnote für aphrodisierende Parfüms und Kosmetika.

Rosenwasser, das Hydrolat, ist eine beliebte Zutat in der türkischen Süßspeisenküche. In der Heilkunde wiederum wird es für Waschungen angewandt und wirkt beruhigend bei Juckreiz, nervösen Verspannungen und Kopfschmerzen. Außerdem ist es ein hervorragendes Tonikum für reife und sensible Gesichtshaut nach einer Reinigung.

In der Volksmedizin fand die Rose auch Anwendung als Tee gegen Blutungen, Hämorrhoiden, Durchfall und zur Nervenstärkung. Hagebutten, die Früchte vieler Rosengewächse, wurden unter anderem auch gegen Nieren- und Blasenleiden eingesetzt.

Wissenschaftlich anerkannt ist die Rose bei Schleimhautentzündungen.

Geschichte

Seit Urzeiten gilt die Rose als Symbol der Frau und der Fruchtbarkeit und als Sinnbild der Erotik. So vergruben Hebammen aus Dankbarkeit nach gut verlaufenen schweren Geburten einst die Nachgeburt unter einem Hagebuttenstrauch.

Im Römischen Reich avancierte die Rose schnell zu einem äußerst beliebten Luxusgut. Duftrosen standen für Lebensfreude, Festlichkeiten, Opulenz und auch für körperliche Liebe und Fruchtbarkeit. Die Festgäste Kaiser Neros rieben sich bei ausschweifenden Festgelagen mit Rosenöl ein, Weingläser wurden mit Blütenblättern dekoriert und die gedeckte Tafel war mit einem Teppich aus Rosen versehen. Legendär ist Neros Festmahl „sub rosa", wo bei einer extravaganten Feier Rosenblüten und Rosenöl von der Decke rieselten. Den Höhepunkt bildete ein Bad in Rosenwasser und Rosenwein.

Dessen ungeachtet ist die Rose auch ein christliches Symbol, hier steht sie allerdings für Enthaltsamkeit und Reinheit.

Anbau & Ernte

Anbau: Duftrosen, die im Handel erhältlich sind, können in großen Töpfen am Balkon oder direkt in die Gartenerde gesetzt werden. Die Rose liebt sonnige Lagen.

Vorkommen: Wildrosen als Pionierpflanze finden sich an gerodeten Flächen, Feldern und alten Mauern.

Boden: tiefgründiger, nährstoffreicher und durchlässiger Boden, kalkig bis lehmig
Wirksame Pflanzenteile: Blütenblätter, Blütenknospen, Hagebutten
Ernte: Die frisch aufgeblühten Blütenblätter möglichst bei trockenem Wetter sammeln, im Schatten auslegen und trocknen. Die Knospen der Rosenblüten lassen sich besonders gut ernten.
Besonderheit: Herbstschnitt mit mehr als 5 Rosenaugen (Trieben) und in gleicher Höhe

Rezepte

Rosen bei geröteter Haut (Couperose)
einige frische Rosenblätter

Blätter direkt auf die wunden Stellen legen. Sie haben lindernde Wirkung.

Rosenblütentee für die Seele (innerlich angewandt)
1 TL getrocknete Rosenblüten oder
2 EL frische Rosenblütenblätter
1 Tasse Wasser

Das Wasser erhitzen und mit den Rosenblüten einen Aufguss bereiten. Den Tee 5–10 Minuten ziehen lassen, dann abseihen und trinken. Er wirkt leicht adstringierend (zusammenziehend), unterstützt die Blutreinigung und stärkt Herz und Nerven.
Rosenblütentee eignet sich für die sinnlichen Momente im Leben: Er ist eine Liebeserklärung an alle Sinne. Rosenduft berührt das menschliche Herz.

TIPP: *Rosenblütentee kann auch bei leichten Kopfschmerzen helfen.*

Rosenblütentee bei Wunden und Verbrennungen (äußerlich angewandt)
1 TL getrocknete Rosenblüten oder
2 EL frische Rosenblütenblätter
1 Tasse Wasser

Das Wasser erhitzen und mit den Rosenblüten einen Aufguss bereiten. Den Tee 5–10 Minuten ziehen lassen, dann abseihen.
Als Kompresse oder Wickel auf die betroffene Stelle auflegen.
Die Rosenblüten wirken auch äußerlich angewandt beruhigend.

Badesalz mit Blütenmischung
2–3 Handvoll Rosenblüten
2–3 Handvoll Lavendelblüten
1 Vanilleschote

Die Vanilleschote der Länge nach halbieren. Alle Zutaten vermischen und entweder direkt ins Badewasser zugeben oder zuvor in einem Topf mit Wasser aufbrühen und 10 Minuten ziehen lassen.

TIPP: *Eine Nylonstrumpfhose mit den Blüten füllen und verknoten. Sie kann direkt ins Wasser gelegt werden und ihre Wirkung entfalten, ohne dass die Blüten den Abfluss verstopfen.*

Rosenwein
1 Handvoll frische Rosenblätter
500 ml Weißwein

Wein und Rosenblätter bei niedriger Temperatur (50–60 °C) etwa 2 Stunden erwärmen, danach abfiltern. Gekühlt ist der Wein etwa 1 Woche haltbar.
Rosenwein hilft bei Erschöpfung und Unterleibsschmerzen.

TIPP: *Bei Zahnschmerzen und Mundschleimhautentzündungen mit Rosenwein gurgeln.*

Rosen-Mandelöl zur Vorbeugung gegen Schwangerschaftsstreifen

zu gleichen Teilen Rosenblüten und Frauenmantel, getrocknet
Mandelöl

Rosenblüten und Frauenmantel mit so viel Mandelöl ansetzen, dass die Pflanzenteile damit bedeckt sind. Die Mischung gut verschlossen bei Raumtemperatur 3 Wochen ziehen lassen. Dann abseihen und in einer dunklen Flasche aufbewahren.

Achtung: Das Öl ist ein altes Hausrezept – wissenschaftlich bewiesen ist seine Wirkung nicht.

Badekugeln zur Regeneration

10 g frische Rosenblütenblätter, geschnitten
100 g Natron
50 g Zitronensäure
30 g Speisestärke

Kakaobutter leicht erwärmen, bis sie flüssig wird, die Rosenblüten darin einlegen und bei Zimmertemperatur für 5 Tage ziehen lassen. Anschließend die Butter erneut erwärmen, Natron, Zitronensäure und Stärke einrühren. Aus der Masse Badekugeln formen und im Kühlschrank trocknen.
Sie können jederzeit verwendet werden.

Sommer

Juli bis Anfang Oktober

FÜR BALKON UND TERRASSE GEEIGNET

Wildkräuter

Alant, Beinwell, Blutwurz, Braunelle, Brennnessel, Efeu, Eisenkraut, Frauenmantel, Gänsefingerkraut, Goldrute, Gundermann, Günsel, Heilzist, Herzgespann, Hirtentäschel, Honigklee, Huflattich, Johanniskraut, Kamille, Klette, Knoblauchrauke, Kresse, Labkraut, Lavendel, Mädesüß, Malve, Nachtkerze, Nelkenwurz, Odermennig, Quecke, Quendel, Ringelblume, Rotklee, Schafgarbe, Schöllkraut, Sonnenhut, Spitzwegerich, Steinklee, Storchenschnabel, Taubnessel, Waldmeister, Wasserdost, Wasserpfeffer, Wermut

Küchenkräuter

Anis, Basilikum, Borretsch, Dill, Dost, Eibisch, Estragon, Fenchel, Kümmel, Lavendel, Liebstöckel, Majoran, Malve, Melisse, Oregano, Petersilie, Rosmarin, Salbei, Senf

Gemüse/Beeren

Brombeere, Heidelbeere, Himbeere, Holunder, Kartoffel, Knoblauch, Johannisbeere, Zwiebel

Kartoffel

Die Kartoffel sagt:
Legst Du mich im März, treibst Du mit mir Scherz.
Legst Du mich im April, komm ich wann ich will.
Legst Du mich im Mai, komm ich eins, zwei, drei.
(Bauernregel)

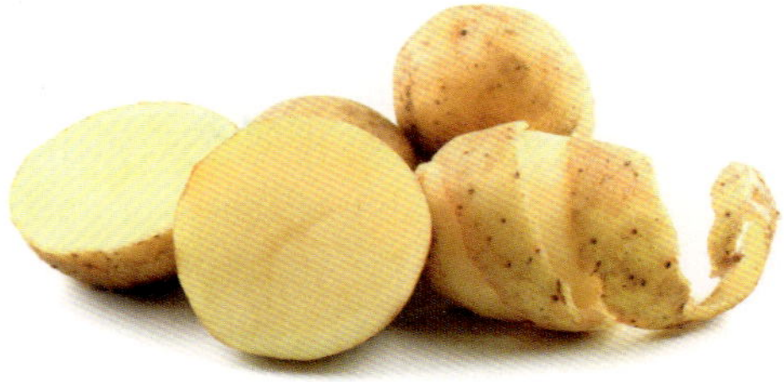

Info

Volkstümliche Namen: Erdbirne, Grundbirne, Erdapfel

Die Kartoffel (*Solanum tuberosum*) zählt zu den Nachtschattengewächsen, ebenso wie Physalis, Chili, Paprika, Bocksdorn, Tomate oder die Melanzani. Innerhalb dieser botanischen Familie finden sich also zahlreiche essbare Knollen und Früchte. Neben diesen Nutzpflanzen zählen aber auch Gift- und Rauschpflanzen wie Tollkirsche oder Tabak dazu. So unterschiedlich die Vertreter dieser Familie sind, grundsätzlich empfiehlt es sich, das Kraut (Blattgrün) der Pflanzen nicht zu essen. In den letzten 200 Jahren etablierten sich nicht nur Rezepte für die Küche, die zahlreichen Anwendungen für die Hausapotheke stehen diesen in nichts nach. Wenn sie nicht gerade zu Chips oder Pommes frites verarbeitet werden, punkten die Erdfrüchte mit einem hohen Anteil an Kalium, biologischem Eiweiß und – unglaublich, aber wahr – niedrigem Energiegehalt. Es lohnt sich also, die Kartoffel in den Speiseplan einzubauen, sofern man auf die Zubereitung achtet.

Die Kartoffel ist ein junges Heilkraut. Vor allem bei Hautbeschwerden hat sie ihren Platz gefunden, eignet sich aber auch zum Einsatz bei Erkältungen, Halsschmerzen, Blasenentzündung, Rücken- und Gelenksschmerzen. Häufig wird sie auch bei Kopfschmerzen und Fieber verwendet. Als Rohsaft wirkt sie zudem ausgezeichnet bei Sodbrennen und Reflux.

Geschichte

1565 soll der damalige spanische König dem an der Gicht leidenden Papst Pius IV. Kartoffeln geschickt haben. Dieser hielt nicht viel von den exotischen Knollen und setzte den „Erd-Apfel" lieber in den Boden. So fand das Nachtschattengewächs zunächst als Zierpflanze seine Anhänger, während die krummen Früchte aus der Erde vorerst in den Schweinetrögen landeten. Jahrzehntelang fristete die Kartoffel so ihr Dasein, ohne dass man ihren Wert als Grundnahrungsmittel erkannt hätte. Während der Verzehr der Knollen in Frankreich zunächst sogar unter Strafe gestellt wurde, waren die preußischen Herrschaftshäuser klüger im Umgang mit der Knolle. Friedrich dem Großen gelang es, das Volk im 18. Jahrhundert mit der Kartoffel vor Hunger und Leid zu schützen. Er ließ kostenloses Saatgut und sogar eine Anleitung zur Zubereitung in der Küche verteilen. Erst Mitte des 18. Jahrhunderts begann so der Siegeszug der Kartoffel in Europa.

Anbau & Ernte

Anbau: Einzelne Kartoffeln über den Winter im Licht (bei 15 °C) austreiben lassen. Im Frühjahr in einen Topf setzen, der halbvoll mit Erde gefüllt ist, und mit Erde bedecken. Wenn die Triebe etwa 15 cm lang sind, den Topf fast vollständig mit Erde auffüllen, sodass nur noch die Blätter zu sehen sind.

Die Kartoffel ist einjährig und ein Starkzehrer. Sie benötigt viel Sonne und ausreichend Wasser.

Vorkommen: Wildformen sind in Europa nicht üblich.

Boden: Pflanzenerde, Komposterde

Wirksame Pflanzenteile: unterirdische Sprossknolle

Ernte: Im Herbst, wenn das oberirdische Grün zu Laub geworden ist. Bis zum Gebrauch in der Erde belassen.

Besonderheit: Beim Setzen können die Knollen geteilt werden. Wichtig ist dabei, dass jeder Teil ein „Auge", also einen Trieb enthält.

Achtung: Die Pflanze selbst ist nicht essbar (giftig)! Nur die Knollen verwenden!

Rezepte

Kartoffelwasser bei rissigen, trockenen Händen
1 Kartoffel
etwas Wasser

Die Kartoffel halbieren und ungeschält im Wasser aufkochen. Das Kochwasser abkühlen lassen und die Hände darin für 15 Minuten baden. Alternativ können größere Mengen Kartoffelwasser zum Badwasser hinzugefügt werden.

TIPP: *Kartoffelwasser ist eine praktische, natürliche Hautpflege gegen raue Hände nach der Gartenarbeit!*

Hämorrhoiden-Zäpfchen
1 Stück frische Kartoffel, geschält

Aus der Kartoffel ein keilförmiges Zäpfchen schneiden und bei Beschwerden einführen.
Die entzündungshemmenden Schleimstoffe wirken wohltuend. Die Kartoffel wird dann auf natürlichem Wege wieder entsorgt.

Kartoffelscheiben bei Kopfschmerzen
1 rohe Kartoffel
1 Baumwollmütze

Kartoffel in dünne Scheiben schneiden, die Scheiben auf die Stirn legen und mit einer dünnen Baumwollmütze fixieren. Wenn die Kartoffelscheiben durch die Körpertemperatur warm geworden sind, durch frische ersetzen.

Kartoffelsaft bei Sodbrennen
1 rohe Kartoffel (40–180 g)
ca. 100 ml Wasser

Kartoffel schälen, fein reiben und mit Wasser verrühren. Die Mischung abseihen und lauwarm trinken.
Dieser Kartoffelsaft ist ein wirksamer Soforthelfer bei brennenden Magenschmerzen.

VORSICHT: *Vom rohen Kartoffelsaft nicht zu oft bzw. nicht zu viel trinken, da er sonst leicht abführend wirkt.*

Kartoffel-Packung bei müden Augen
1 Kartoffel, gekocht
1 Eidotter
50 ml Milch

Die Kartoffel schälen, in warmer Milch stampfen und mit dem Dotter zu einer glatten Masse verrühren. Als Kompresse 2–3 x täglich für 25 Minuten auf das geschlossene Auge auflegen.

Kartoffelscheiben bei Insektenstich
1 rohe Kartoffel, gerieben

Die geriebene Kartoffel direkt auf den Einstich legen.
Sie beruhigt, kühlt und schützt das betroffene Hautareal. Die Kartoffel ist basisch und zieht das Insektengift.

Geriebene Kartoffel bei Verbrennungen
1–2 rohe Kartoffeln

Die Kartoffel(n) reiben und direkt auf die verbrannte Hautstelle auflegen, bis die Masse eintrocknet. Danach die Haut kühl abwaschen und gut reinigen.

Kartoffelwickel bei Husten
6 Kartoffeln, gekocht
2 Baumwolltücher

Die Kartoffeln noch warm in Scheiben schneiden. Ein Tuch auf die Brust legen, die Scheiben darauf verteilen und mit dem zweiten Tuch fixieren. Der Wickel kann über Nacht getragen werden.
Die Wärme löst den Hustenreiz und wirkt entspannend auf verspannte Muskelpartien.

Kartoffel-Umschlag bei Ohrenentzündung
1 Kartoffel, gekocht

Die gekochte Kartoffel noch lauwarm stampfen, in ein Tuch wickeln und dieses ans Ohr halten.

TIPP: *Dieser Umschlag tut auch bei Rheuma und Gelenksschmerzen wohl.*

Erdäpfelbalsam bei rauer und schuppiger Haut

25 g Kartoffelauszug
20 g Lanolin
5 g Bienenwachs
5 g Kakaobutter
35 g destilliertes Wasser
1 Msp Allantoin (wasserlöslich)
10 Tr Aloe-vera-Auszug
10 Tr D-Panthenol
9 Tr Paraben

Ein etwas aufwändigeres, aber sehr wirksames Rezept:
Kartoffelauszug, Lanolin, Bienenwachs und Kakaobutter gemeinsam im Wasserbad schmelzen. In einem zweiten Gefäß das destillierte Wasser leicht erwärmen. Sobald beide Zubereitungen die gleiche Temperatur haben, alles miteinander verrühren (am besten mit einem Pürierstab).
Schließlich die restlichen Bestandteile einarbeiten – sie dienen der Konservierung. Alles zusammen in einem kalten Wasserbad ausrühren und anschließend in Dosen abfüllen.
Diese Creme hilft hervorragend bei Schrunden, rauer und trockener Haut, besonders im Winter.

TIPP: *Den Ölauszug aus Kartoffeln können Sie auch ganz leicht selbst zubereiten. Dazu eine Kartoffel mit der Schale reiben und in neutralem Speiseöl 1 Stunde bei 60 °C erhitzen – dabei verdampft das Wasser aus der Knolle. Anschließend 12 Stunden stehen lassen, abseihen und gut ausdrücken.*

Malve (Käsepappel)

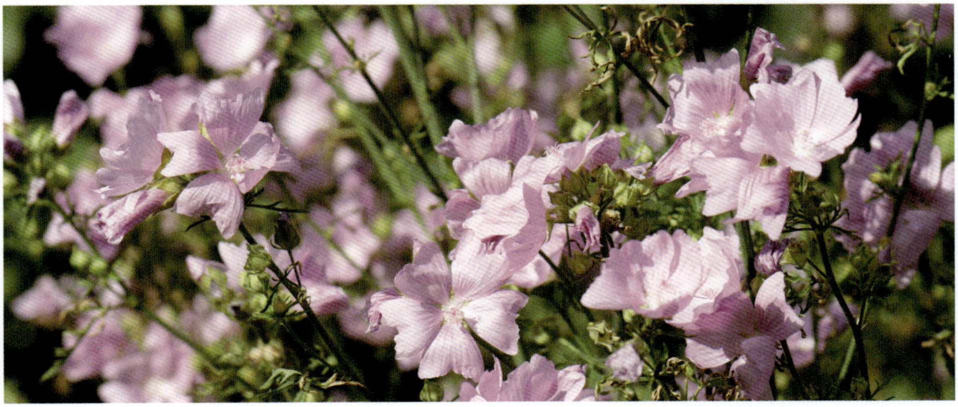

Malve im Gemüsegarten
lässt den Doktor draußen warten.
(Altes spanisches Sprichwort)

Info

Volkstümlicher Name: Rosspappel, Hasenpappel, Blaue Malve, Feldmalve

Die Käsepappel ist eine sogenannte Schleimdroge. Wie auch andere Pflanzen dieser Gattung (etwa Eibisch) hat sie reizlindernde Wirkung bei Haut- und Schleimhautentzündungen. Ihr Schleim wirkt beruhigend, entzündungshemmend, erweichend und schmerzlindernd, etwa bei Entzündungen im Mund- und Rachenraum, Katarrhen der Luftwege, Husten, Magen-Darm-Beschwerden wie Colitis ulcerosa, aber auch bei Augenleiden, Ausschlägen, Geschwüren oder Kopfschorf bei Kindern.
Sehr gut schmecken die jungen Nüsschen der Malve, die sich nach dem Abblühen ab dem Hochsommer bilden. Darüber hinaus helfen sie gut bei Sodbrennen oder Verstopfung.
Volksmedizinisch wird die Malve innerlich bei Blasenleiden, äußerlich für Umschläge in der Wundbehandlung und für erweichende Bäder angewandt.

Geschichte

Der eingangs zitierte Spruch deutet bereits auf ihre historische Wirkung hin: Malvengewächse wurden und werden bis heute als Gemüsepflanze, Zier- und Heilpflanze in Gärten angebaut.
Schon vor 5000 Jahren finden sich in alten chinesischen Aufzeichnungen schriftliche Vermerke zur Nutzung der Malve bei Verdauungsstörungen. Einfache Bauern nutzten sie in der Antike als Lattich-Ersatz, der Medicus rührte daraus Pappelsalbe für die gehobene Schicht an. Die alten Römer nannten die Malve auch *omnimorbium* – die Pflanze, die gegen alle Krankheiten wirkt.

Anbau & Ernte

Anbau: Aussaat von Samen oder Ausstechen wilder Malven
Vorkommen: Speziell an Wegrändern, Schuttplätzen, Häusermauern. Die Käsepappel kommt mit kurzzeitiger Trockenheit gut zurecht.
Boden: bevorzugt sonnig mit nährstoffreichen, trockenen bis feuchten Böden
Wirksame Pflanzenteile: Blätter, Blüten, Samen
Ernte: über den Sommer
Besonderheit: Rasch trocknen und gut verschlossen in Gläsern aufbewahren – der hohe Zuckergehalt lockt sonst Insekten an.

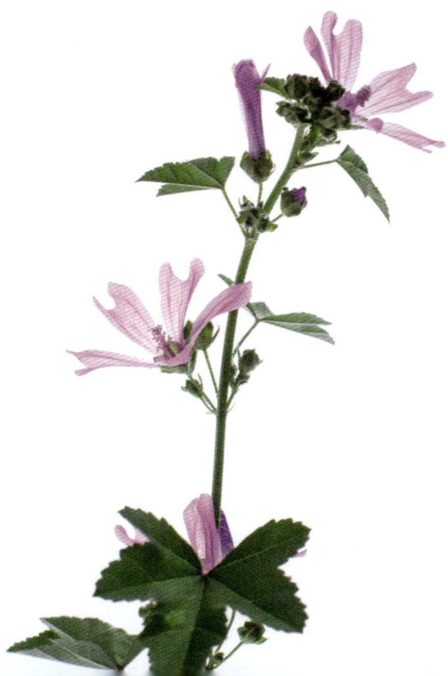

Rezepte

Malventee bei hartnäckigen Halsbeschwerden oder Mandelentzündung
1 EL Malvenblüten oder 2 EL Malvenblätter
200 ml kaltes Wasser
etwas Honig

Die Blüten oder Blätter mit kaltem Wasser 30–40 Minuten ansetzen. Kurz aufkochen, 10 Minuten ziehen lassen und dann abseihen. Mehrmals täglich 1 Tasse mit Honig gesüßt trinken.
Die Schleimstoffe quellen im kalten Wasser und befeuchten allzu trockene Schleimhäute im Halsbereich.

Auflage bei Brustdrüsenentzündung
30 g Malvenblätter
30 g Holunderblätter
200 g Zwiebeln, geschnitten
Baumwolltücher nach Bedarf

Alle Zutaten mit ausreichend Wasser zu einem Brei kochen und mit der Mischung warme Umschläge bereiten. Bei Bedarf mehrmals täglich anwenden.

Rollkur bei Gastritis und Sodbrennen
4 TL Malvenkraut
200 ml kaltes Wasser

Das Kraut für 1 Stunde im kalten Wasser ansetzen, dann abseihen. Vor dem Trinken leicht erwärmen, aber nicht aufkochen. Einen Schluck trinken und anschließend 10 Minuten auf dem Bauch liegen, nach je einem weiteren Schluck 10 Minuten auf der Seite, auf dem Rücken und zuletzt auf der anderen Seite liegen.

TIPP: *Statt Malve eignen sich auch Eibisch und Leinsamen.*

Beruhigender Hustensirup

2 Handvoll frische Malve
1 Handvoll frischer Spitzwegerich
1 Handvoll frischer Huflattich
150 g Zucker

Die frischen Kräuter grob schneiden und abwechselnd mit dem Zucker in ein sauberes Marmeladeglas schichten. Mit einer Zuckerschicht abschließen. Das Glas gut verschließen und 2 Monate bei Raumtemperatur stehen lassen. Abseihen und in braune Flaschen abfüllen. Nach ca. 2 Monaten hat sich der Zucker gelöst, und die Wirkstoffe der Kräuter sind in den Sirup übergegangen.
Dieser Sirup hilft besonders gut bei trockenem und entzündlichem Husten.

Malvenbad bei Neurodermitis

500 g frisches Malvenkraut
1 l Milch

Das Kraut für 1 Stunde in kalter Milch ansetzen, dann abseihen und die Flüssigkeit in ein warmes Vollbad einrühren.
Die Schleimstoffe und der geringe rückfettende Anteil des Milchfetts sorgen für ein reizlinderndes Bad mit einem angenehmen und geschmeidigen Hautgefühl nach dem Abtrocknen.

Malvenauflage bei Ekzemen

1 EL frisches Malvenkraut

Das Kraut kurz warm abspülen, trocken tupfen und mit einem Nudelholz plätten. Das leicht angedrückte Blatt 20 Minuten auf der wunden Stelle belassen.
Der austretende Schleim hilft bei Ekzemen mit schuppiger Haut.

Augenbad bei trockenen, gereizten Augen
1 TL Malvenblüten, zerkleinert
250 ml kaltes Wasser

Malve mit Wasser aufgießen, mindestens 1 Stunde stehen lassen, dann abseihen. Etwas Watte in den Auszug tunken und auf die geschlossenen Augen legen. Nach 10 Minuten nochmals mit frischem Auszug wiederholen.

TIPP: *Auch zusammen mit Augentrost hilft dieser Auszug bei gereizten und müden Augen.*

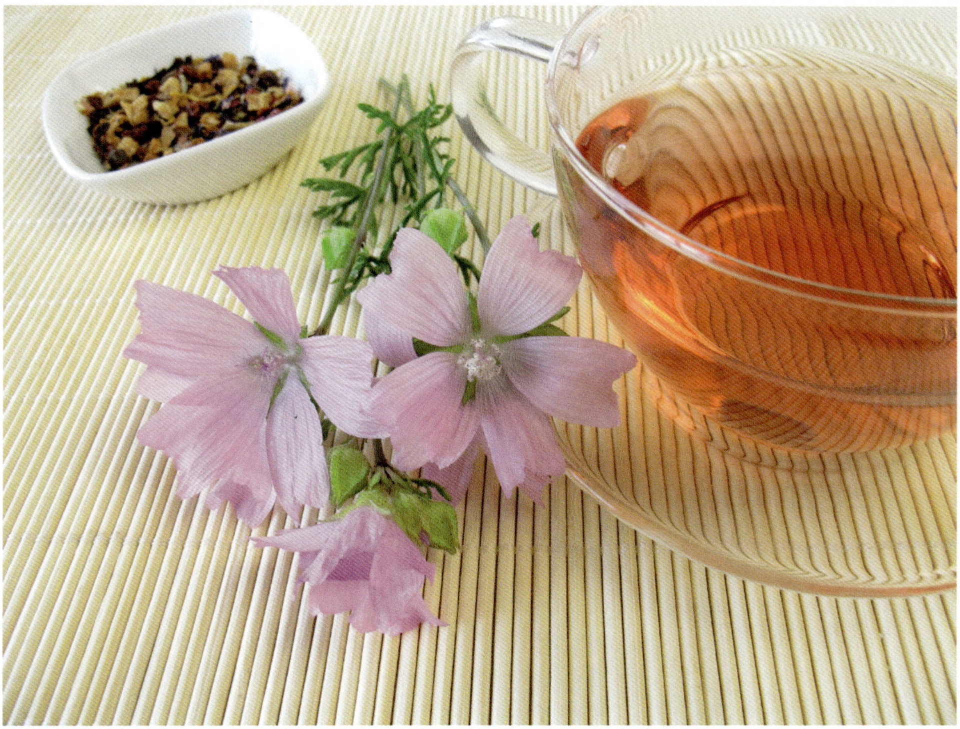

Ringelblume

Ein Garten ohne Blumen ist wie ein Leben ohne Liebe.
(Sprichwort)

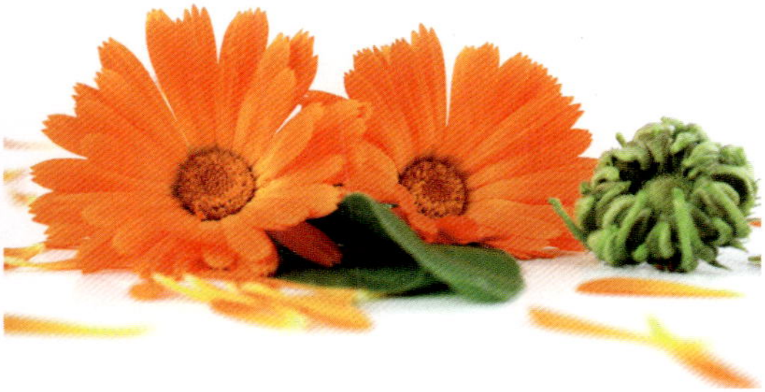

Info

Volkstümliche Namen: Sonnenbraut, Butterblume, Wucherblume, Totenblume

Die Ringelblume (*Calendula officinalis*) ist die Königin aller Heilpflanzen für die Haut und wurde als solche 2009 zur Heilpflanze des Jahres erkoren. Darüber hinaus ist sie sehr dankbar – im Anbau wie in der Anwendung. Dieses Kraftpaket aus der Natur kann ohne großen Aufwand an fast allen Plätzen gezogen werden. Ob im Garten, am Balkon, im Blumenkistchen oder einem kleinen Topf – die Ringelblume schenkt durch ihre leuchtende Farbe Freude bis weit in den November hinein.

Ihr gelb-oranger Farbton steht bereits in der Säftelehre der Antike für Licht, Sonne, das Göttliche und die Genesung. Ihr hoher Anteil an Carotinoiden und Flavonoiden stärkt die Gefäße, fördert die Sekretion von Verdauungssäften und wirkt entzündungshemmend.

Ringelblumenauszüge sind hilfreich bei der Wundheilung, bei Hauterkrankungen, Schürfwunden, Verbrennungen ersten Grades, Windeldermatitis, Milchschorf sowie bei Soor und Entzündungen der Mund- und Rachenschleimhaut.

Ein Tee aus den Blüten tut dem Magen gut, Tinkturen dienen zum Gurgeln, das Öl wirkt gut bei Brustentzündungen und die allseits beliebte Ringelblumensalbe pflegt und versorgt auch heikle Hautzonen im Intimbereich oder wunde Stellen bei Hämorrhoiden.

Geschichte

Als die Ringelblume im 12. Jahrhundert nach Mitteleuropa eingeführt wurde, fand sie schnell ihren Platz auf Feldern, in Kloster- und Bauerngärten. Ihr guter Ruf als Heilpflanze bei Verletzungen eilte ihr voraus, sodass die Blume fortan zur Standardmedikation bei Brandwunden, Schürfwunden oder Entzündungen zählte.
Der Herbalist und Arzt Nicholas Culpepper (1616) schwor auf das „Marigold" zur Kräftigung des Herzens. Dieser Name – übersetzbar mit Marienblüte – wird darauf zurückgeführt, dass während der Feierlichkeiten zu Ehren der Jungfrau Maria stets diese Blume blühte. Dank ihrer langen Blühphase und ihrer Neigung zur Selbstaussaat wurde sie zum Symbol für Unvergänglichkeit und das ewige Leben und wurde darüber hinaus für zahlreiche Liebeszauber genutzt.

Anbau & Ernte

Anbau: Im Frühjahr säen. Die Samen nur leicht mit Erde bedecken, die Triebe später vereinzeln. Die Ringelblume ist eine einjährige Gartenpflanze und samt selbst aus.
Vorkommen: kultiviert und wild an Wegrändern, Schotterstraßen und verfallenen Mauern
Boden: nährstoffreiche und lockere Böden
Wirksame Pflanzenteile: Blätter, Blütenzungen, Samen
Ernte: Juni bis November | Blüten trocken an sonnigen Tagen sammeln
Besonderheit: Wenn die Blüten zu dicht stehen, sollte man sie etwas ausdünnen; so werden die verbleibenden Pflanzen größer und buschiger. Die Blütenköpfe nach dem Verblühen abschneiden, damit sich wieder neue Blüten bilden können.

Rezepte

Ringelblumen-Öl bei trockenen Lippen

1 EL Ringelblumenblüten
100 ml Mandelöl

Blüten und Öl in ein kleines, sauberes Glas füllen und das Glas im Wasserbad auf ca. 50°C erwärmen. Für 3 Stunden bei dieser Temperatur halten, dann auskühlen lassen und in ein verschließbares Gefäß füllen. Bei Bedarf die Lippen damit eincremen.
Die Blüten enthalten zahlreiche wundheilungsfördernde Stoffe, darunter Flavonoide, Carotinoide, Cumarine und das ätherische Calendulaöl.

TIPP: *Ringelblumenöl hat sich generell bei trockener und empfindlicher Haut sowie rissigen Händen bewährt. Das Öl hilft aber auch gut bei Brustentzündung und bei Milchschorf. Dazu die betroffenen Stellen über mehrere Tage hinweg mehrmals täglich mit dem Öl betupfen. Das unterstützt die Haut bei der Regeneration, und die Hautoberfläche erhält ihre ursprüngliche Struktur zurück.*

Ringelblumenhonig bei Hämorrhoiden

1 TL Ringelblumenöl (Rezept siehe oben)
1 TL Honig

Ringelblumenöl und Honig im Verhältnis 1:1 vermischen und direkt auf die betroffenen Stellen auftragen.
Die wundheilende und entzündungshemmende Wirkung der Ringelblume fördert eine rasche Abheilung.

Ringelblumenkompressen bei Hautunreinheiten oder Schnittwunden
1 Handvoll Ringelblumenblüten
500 ml kaltes Wasser
Baumwolltücher

Die Blüten mit kaltem Wasser ansetzen und in einem Topf zum Kochen bringen. 15 Minuten leise köcheln lassen, dann filtern und ein Tuch damit tränken. Die Kompresse auf die betroffene Stelle legen, mit einem zweiten, trockenen Tuch umwickeln und für ca. 20 Minuten belassen.

TIPP: *Am besten wenden Sie die Kompresse nach dem Duschen an, denn dann ist die Haut besonders gut durchblutet.*

Sitzbad bei Vaginalentzündung
50 g Ringelblumenblüten
2 l kaltes Wasser

Blüten mit kaltem Wasser übergießen, in einem Topf kurz aufkochen und dann abseihen. Den Absud in eine Waschschüssel füllen und ein etwa 15-minütiges Sitzbad nehmen. Einmal täglich anwenden.
Die entzündungshemmenden und schleimhautschützenden Eigenschaften der Ringelblume sind hier eine effiziente, aber schonende Hilfe.

Tee gegen Magengeschwüre
2 TL Ringelblumenblätter
½ TL Spitzwegerich
½ TL Wermutblätter
1 Salbeiblatt
1 l Wasser

Die Mischung im Wasser aufkochen, kurz ziehen lassen, dann abseihen. Über 2 Wochen täglich 2–3 Tassen trinken, 2 Wochen pausieren und dann die Trinkkur weiter 2 Wochen durchführen. So lange fortsetzen, bis Besserung eintritt.

Milchauszug bei Unterleibsblutungen in den Wechseljahren
1 EL Ringelblumenblüten
500 ml Vollmilch

Die Blüten in der Milch aufkochen und ziehen lassen. Bei Beschwerden täglich 2 Tassen trinken.
Dieses alte Hausrezept wirkt krampflösend und blutstillend.

Öl gegen Krampfadern
1 EL Ringelblumenblüten
100 ml Olivenöl
1 Msp Kampfer

Ringelblumen für 1 Monat in einem Glas mit Öl ansetzen. Anschließend abseihen und mit Kampfer vermischen. Betroffene Stellen mit dem Öl einreiben.
Die Ringelblume unterstützt die Regeneration der Haut, Kampfer fördert die Durchblutung.

Ringelblumentinktur bei Zahnfleischentzündungen
20 g Ringelblumenblüten
200 ml Korn (38 %)

Ein Glas mit frischen Ringelblumenblüten füllen und mit Alkohol übergießen. Gut verschließen und ca. 3–4 Wochen ziehen lassen. Während dieser Zeit gelegentlich schütteln. Anschließend abseihen und die Tinktur in dunkle Flaschen füllen.
Bei Zahnfleischbluten morgens und abends mit der verdünnten Tinktur gurgeln.
Die Ringelblume ist granulationsfördernd, das heißt, sie unterstützt die Wundheilung.

TIPP: *Die Tinktur eignet sich auch gut zum Auftragen bei entzündeten Aknepusteln. (Achtung: Sind die Pusteln offen, nur verdünnt auftragen!)*

Ringelblumen-Mayonnaise bei trockener, gereizter oder entzündeter Haut

120 g Ringelblumenöl
Eigelb von 2 Eiern (ca. 80 g)
2 Tr ätherisches Rosenöl

Eigelb im Wasserbad erwärmen und dabei cremig schlagen. Das Öl tröpfchenweise einrühren und die Mischung unter stetigem Rühren zur Salbe schlagen. Anfangs mit einem Schneebesen rühren und sobald die Mischung cremig wird, mit einem Pürierstab aufmixen. Zuletzt das Rosenöl einarbeiten und alles in Dosen abfüllen.
Diese Salbe ist eine wahre Wohltat bei sensibler Haut.

WICHTIG: *Die Mayonnaise am besten im Kühlschrank aufbewahren.*

TIPP: *Das Ringelblumenöl können Sie auch selbst herstellen. Dazu 1 TL Ringelblumenblüten in 130 ml Speiseöl langsam auf dem Herd erwärmen und bei 40 °C gut 3 Stunden ziehen lassen. Abseihen und auskühlen lassen, dann abfüllen.*

Rosmarin

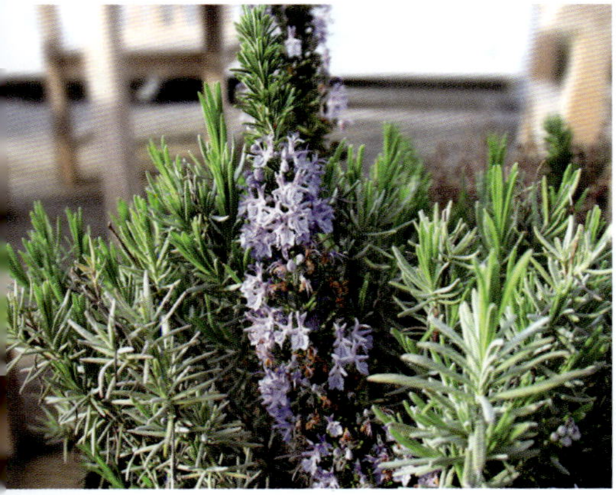

Das ist Vergissmeinnicht, das ist zum Andenken,
ich bitte euch, liebes Herz, gedenkt meiner!
Und da ist Rosmarin, das ist für die Treue.
(Shakespeare, „Hamlet")

Info

Volkstümliche Namen: Antonkraut, Kranzkraut, Lieblingskraut, Meertran, Rosmarinkraut

Rosmarin (*Rosmarinus officinalis L.*) ist die Heilpflanze des Jahres 2011. Er ist nicht nur ein beliebtes Gewürzkraut, sondern auch eine traditionelle und bewährte Arzneipflanze.

Das im Mittelmeerraum beheimatete Kraut hat typisch lanzettenartig gerollte Blätter, die wie Nadeln aussehen, und ist damit unverwechselbar. Verantwortlich für seinen markanten Geruch sind die ätherischen Öle, insbesondere die Rosmarinsäure. Sie wirkt anregend, krampflösend und durchblutungsfördernd. Ein Tee vom Rosmarin hilft gegen Verdauungs- und Kreislaufbeschwerden. Auch hier lassen sich prima zwei Fliegen mit einer Klappe schlagen: In der Küche sorgt Rosmarin für ein herrliches Aroma, leistet zugleich aber auch einen heilsamen Beitrag.

Ob im Topf oder im Garten, der Rosmarin zählt zu den beliebtesten Gewürzkräutern in heimischen Küchen. Man erntet ihn am besten, bevor er blüht, denn in dieser Phase ist sein Aroma am intensivsten. Wenn die Ernte einmal üppiger ausfällt, können die Nadeln zum Konservieren in Öl eingelegt oder auch einfach getrocknet werden. Dabei verlieren sie zwar an Intensität, jedoch nicht an Wirkung.

TIPP: *Sie können Stecklinge in neue Töpfe mit einer Mischung aus frischer Erde, etwas Sand und Kompost stecken und so verschenken.*

Geschichte

Schon in der Antike schätzten die Griechen und Römer den außergewöhnlichen Duft dieses Lippenblütlers. Der Rosmarin war der Aphrodite geweiht, der Göttin der Liebe, der Schönheit und der sinnlichen Begierde. Es war Brauch, nach der Hochzeit einen Rosmarinzweig in die Erde zu stecken: Schlug er Wurzeln, würde die Ehe glücklich sein, und wenn er üppig blühte, würde die Tochter des Hauses früh einen Ehemann finden. Dagegen hieß es, Rosmarin sterbe ab, wenn Kranke ihn berühren.

Anbau & Ernte

Anbau: Hartholzstecklinge im September und Oktober in die Erde aussetzen. Rosmarin hält sich nur an sehr warmen Plätzen mit Winterschutz, ansonsten muss er in der Wohnung oder in einem Wintergarten überwintern. An günstigen Standorten kann er im Garten bis zu einem Meter hoch werden.

Vorkommen: an trockenen Plätzen, Hauswänden, auf Balkonen, an freien, der Sonne ausgesetzten Flächen und Schuttplätzen

Boden: trockener, lockerer, lehmiger Boden, nährstoffreich und kalkhaltig. Rosmarin verträgt keine Staunässe, kann jedoch mit wenig Wasser einige Zeit auskommen

Wirksame Pflanzenteile: Blätter („Nadeln")

Ernte: das Jahr hindurch | besonders hochwertig, wenn die Pflanze kurz vor der Blüte steht (Juli bis August)

Besonderheit: Rosmarin hat es auch an den Wurzeln gerne warm, daher bietet es sich an, eine Schicht aus kleinen Steinen rund um seinen Wuchsort aufzulegen.

Rezepte

Rosmarinbad gegen Müdigkeit
50 g Rosmarinzweige
1 l heißes Wasser

Rosmarin mit heißem Wasser überbrühen, 15 Minuten ziehen lassen, dann abseihen. Die Badewanne mit Wasser füllen und den Sud zugießen. Etwa 20 Minuten ein Bad nehmen.
Das Bad erfrischt, macht munter und fördert die Durchblutung.

TIPP: *Das Bad erfrischt – also besser vor dem Ausgehen anwenden als vor dem Schlafengehen.*

Rosmarintee bei niedrigem Blutdruck
1 TL Rosmarinnadeln
250 ml heißes Wasser

Rosmarin mit heißem Wasser überbrühen und 10 Minuten ziehen lassen. Immer, wenn der Blutdruck spürbar absinkt, schluckweise trinken. Der Tee kann getrunken werden wie Kaffee.

Rosmarinöl für Morgenmuffel
5–8 Tropfen ätherisches Rosmarinöl (je nach Raumgröße)

Eine Duftlampe aufstellen und das Öl morgens gleich nach dem Aufstehen einträufeln. Das Öl belebt und kann auch Morgenmuffel in die Gänge bringen, die sich sonst nur mit Kaffee und Tee behelfen.

TIPP: *Eine Tasse Rosmarintee dazu trinken.*

Rosmarin-Smoothie für die Haare

1 EL frische Rosmarinnadeln
1 EL frische Brennnesselblätter
ca. 150 ml Wasser
1 TL Honig

Rosmarin klein schneiden, mit Brennnessel und Wasser fein pürieren und abseihen. Honig einrühren und die Masse ins feuchte Haar einmassieren. 5 Minuten einwirken lassen, dann ausspülen.
Die Mischung reinigt Kopfhaut und Haare, fördert die Durchblutung des Haaransatzes, kräftigt die Haare und verleiht dunklen Haaren einen schönen Glanz.

HINWEIS: *Nicht bei blondem Haar anwenden, denn die Brennnessel kann leicht färben.*

Rosmarin-Massageöl

1 Handvoll Rosmarinnadeln
300 ml Mandelöl

Rosmarin mit Mandelöl in einem Glas ansetzen und in der Sonne ziehen lassen. Nach 10 Tagen die Nadeln abseihen. Das Öl ist nun anwendungsbereit.
Es fördert die Durchblutung und eignet sich gut bei Verspannungen und rheumatischen Beschwerden. Auch bei Gelenksschmerzen wird es gerne eingesetzt.

Rosmarinlikör bei Kreislaufschwäche

2 Handvoll Rosmarinnadeln
300 ml Weingeist
300 ml Wasser
300 g Zucker

Die frischen Nadeln für 2 Wochen im Weingeist einlegen. Bei Licht verschlossen ziehen lassen. Dann abseihen, Wasser und Zucker aufkochen und die Mischung

mit dem Rosmaringeist verrühren. Auskühlen lassen, in saubere Flaschen abfüllen.
Bei Kreislaufschwäche ein Schnapsglas davon trinken.

Rosmaringeist bei Herzbeschwerden

50 g Rosmarinzweige
250 ml Alkohol (70 %)

Rosmarin in den Alkohol einlegen und 2 Wochen gut verschlossen ziehen lassen, dann abseihen und in saubere Flaschen füllen.
Bei funktionellen Herzbeschwerden die Herzgegend mit dem Spiritus einreiben. Er wirkt anregend, belebend und eignet sich besonders gut bei jungen, blassen und kraftlosen Menschen, aber auch bei Schwächezuständen nach Infektionen.

Rosmarinwein für ältere Menschen

1 l Weißwein
5 frische Rosmarinzweige

Rosmarin und Wein in einer Flasche ansetzen und 1 Woche an einem warmen Ort stehen lassen. Währenddessen gelegentlich schütteln. Anschließend abseihen und beschriften.
Zur Anregung des Stoffwechsels am späten Vormittag, eventuell auch am Nachmittag ⅛ l Wein trinken.
Der Wein hilft, bei chronischer Müdigkeit, die sich über den Tag ziehen kann, in Schwung zu kommen. Die Harze, Gerbstoffe und Bitterstoffe des Rosmarins gehen in den Alkohol über und fördern die Durchblutung.

Schafgarbe

Schafgarbe im Leib
tut wohl jedem Weib.
(Altes Sprichwort)

Wenn du deine Träume lebst und dich an
deinen Visionen labst,
ist es die Schafgarbe, die du magst.

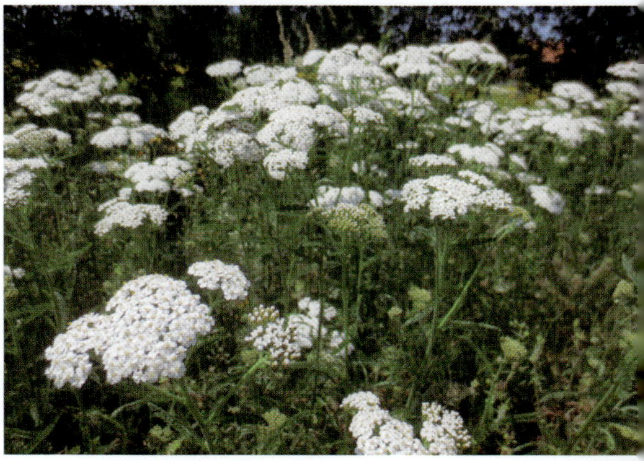

Info

Volkstümliche Namen: Balsamgarbe, Blutkraut, Frauendank, Bauchwehkraut, Heil aller Schäden, Gotteshand

Der Name dieser Pflanze lässt sich angeblich darauf zurückführen, dass Schafe bei Bauchschmerzen bevorzugt Schafgarbenkraut verzehren. Der Name „Herrgottsrückenkraut" wiederum deutet schon auf die positive Wirkung der Schafgarbe bei Rückenschmerzen hin.
Vor allem aber wird sie in der Frauenheilkunde verwendet, da sie menstruationsregulierend, spasmolytisch, antiseptisch und blutstillend wirkt. Sie fördert eine zu geringe und hemmt eine zu starke Blutung des kleinen Beckens und lindert schmerzhafte Unterleibskrämpfe.
Die Schafgarbe ist auch ein mildes Venenmittel. Sie beruhigt die Herzfrequenz, steigert die Herzleistung und wirkt Gefäßkrämpfen entgegen.
Für all diese Einsatzgebiete kann sie nicht nur als Tee, sondern auch in Form von Sitzbädern angewendet werden. Sie enthält Gerbstoffe, die zusammenziehend (adstringierend) und entzündungshemmend wirken, und ätherische Öle, die keim- und pilzhemmend sind und die Heilung beschleunigen.

Zahlreiche volkstümliche Anwendungen konnten auch wissenschaftlich belegt werden. So werden Azulene und Terpene für die entzündungshemmende Wirkung der Schafgarbe verantwortlich gemacht.

Geschichte

Der lateinische Name *herba militaris* (Soldatenkraut) leitet sich davon ab, dass im Altertum verwundete Soldaten nach kriegerischen Auseinandersetzungen mit Schafgarbe behandelt wurden.
Die alten Germanen würzten ihr Bier mit diesem Kraut und setzten es in Kräuterbüscheln und Tränken ein, die vor bösem Zauber schützen sollten. Schon Jahrtausende wurde die Schafgarbe von den Ureinwohnern Nordamerikas und auch von den Chinesen als Heilpflanze genutzt.

Die Mythologie wiederum besagt, dass die Liebesgöttin Aphrodite die Schafgarbe auf die Wunde des Achilles gelegt haben soll. Auch Jesus soll mit dem sogenannten „Zimmermannskraut" die Wunden seines Vaters Josef geheilt haben. Die Schafgarbe gilt aber auch als Glücks- und Liebespflanze.

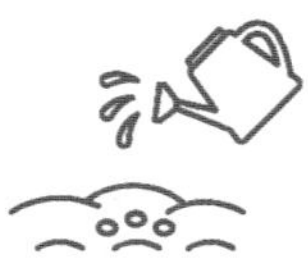

Anbau & Ernte

Anbau: durch Teilung der Wurzelstöcke oder Aussaat im Frühling. Die Schafgarbe ist ein Lichtkeimer. Sie braucht Sonne bis Halbschatten. Sie ist mehrjährig und hat geringe Ansprüche an ihren Lebensraum.
Vorkommen: Wegränder, Wiesen, Felder
Boden: bevorzugt durchlässigen, trockenen und nährstoffreichen Boden
Wirksame Pflanzenteile: oberes Drittel (Blüten, Blätter, reife Früchte)
Ernte: Blätter: März bis September | Blüten: Juni bis Oktober
Besonderheit: Vorsicht, neigt zum Überwuchern! Sehr hohe Frost- und Kältetoleranz.

Rezepte

Frauentee bei unregelmäßiger Menstruation
1 TL Schafgarbe
1 TL Frauenmantel
300 ml heißes Wasser

Kräuter mit heißem Wasser aufbrühen, 5 Minuten ziehen lassen und abseihen. Mehrmals am Tag eine Tasse warm trinken.
Diese Frauenkräuter sind bewährte pflanzliche Helfer bei unregelmäßigen Regelblutungen.

Frauentee bei Hausgeburten (altes Hausrezept)
5 EL Schafgarbenkraut
1 l Wasser
1 Kaffee- oder Teefilter

Das Kraut in den Filter füllen, in das Wasser einlegen und für 10 Minuten erhitzen. Dann den Filter herausnehmen. Mit dem Auszug wird nach der Geburt die Wunde gereinigt. Er kann auch für Wickel oder Sitzbäder bei Unterleibsschmerzen verwendet werden.
In wissenschaftlichen Versuchen konnte die blutstillende Wirkung der Schafgarbe bestätigt werden.

Frauentee bei krampfartigen Menstruationsschmerzen in der Pubertät
25 g Schafgarbe
10 g Himbeerblätter
10 g Pfefferminzblätter
20 g Frauenmantelkraut

1 EL der Mischung mit 200 ml kochendem Wasser überbrühen und 10 Minuten zugedeckt ziehen lassen, dann abseihen. Bei Bedarf 3 Tassen täglich trinken.

Kräutersitzbad bei Ausfluss
1 TL Schafgarbe
1 TL Zinnkraut
1 TL Taubnessel
1 TL Frauenmantel
5 l heißes Wasser

Alle Kräuter zu gleichen Teilen mischen und in eine alte Socke füllen. In einer Schüssel mit heißem Wasser überbrühen und ein 20-minütiges Sitzbad nehmen, sobald das Wasser Körpertemperatur erreicht hat.
Die Mischung der Kräuter kann je nach Verfügbarkeit variiert werden.

Schmalzsalbe bei Brandblasen
1 Handvoll frische Schafgarbenblätter
100 g Schmalz

Das Kraut grob hacken und mit dem Schmalz für 1 Stunde sanft erwärmen. Nach dem Abkühlen durch ein Mulltuch pressen.
Die Salbe eignet sich zum Auftragen auf Brandblasen ersten Grades (bei Hautrötung, leichter Schwellung, Berührungsempfindlichkeit und leichtem Schmerz).

Tee bei beginnender Erkältung
1 TL Schafgarbenkraut
1 TL Holunderblüten
300 ml heißes Wasser

Die Kräuter vermischen und mit heißem Wasser aufbrühen, 8–10 Minuten ziehen lassen und dann abseihen. 2–3 Tassen schluckweise über den Tag verteilt trinken.
Die Kräuter wirken besonders im Anfangsstadium einer Erkältung.

Wickel bei Bauchkrämpfen und Verdauungsproblemen

4 EL Blüten und Blätter der Schafgarbe
1 l kochendes Wasser
Baumwolltuch

Blüten und Blätter im kochenden Wasser zugedeckt ziehen lassen. Den Teesud abseihen, ein Tuch damit tränken und auswringen. Das Tuch auf die schmerzende Stelle legen und mit einer Wärmflasche warm halten.
Die Wärme und das Kraut lösen Verkrampfungen und lindern so die Schmerzen.

Bittertee bei Appetitlosigkeit

20 g Schafgarbenblüten
20 g Löwenzahnkraut
20 g Pfefferminzblätter

1 EL der Mischung mit einer Tasse heißem Wasser übergießen, 7 Minuten ziehen lassen, dann abseihen. 6 Wochen lang täglich 2 Tassen trinken.
Die Mischung hilft vor allem in der Rekonvaleszenz nach einer Erkrankung.

Heilsalbe gegen Hämorrhoiden

1 Handvoll leicht angetrocknetes Schafgarbenkraut (oberes Drittel der Pflanze)
150 ml neutrales Pflanzenöl
15 g Lanolin (oder Kakaobutter)
8 g Bienenwachs

Das Kraut grob zerkleinern und in einem Schraubglas mit Öl ansetzen. 3 Wochen verschlossen ziehen lassen, dann abseihen.
Für die Heilsalbe dieses Öl mit Lanolin und Bienenwachs in ein sauberes Glas füllen und im Wasserbad erwärmen, bis alle Zutaten geschmolzen sind. Abkühlen lassen und in einem Salbentiegel aufbewahren.
Die Salbe mehrmals am Tag nach der Reinigung auftragen.

Kräutersäckchen für den Bauch

20 g Schafgarbe
20 g Kamille
20 g Majoran
20 g Gänsefingerkraut
10 g Pfefferminze
10 g Fenchel
10 g Kümmel
1 kleines Leinensäckchen

Alle Kräuter vermischen und in das Säckchen füllen. Bei Bauchschmerzen kurz erwärmen und auflegen.

TIPP: *Am besten erwärmen Sie das Säckchen im Backofen, mit dem Föhn oder mit dem Bügeleisen auf niedriger Stufe.*

Schafgarbenwein zur Stärkung

1 Handvoll Blätter und Blüten der Schafgarbe
3 Gewürznelken
1 Zimtstange
1 Bio-Orange, in Scheiben geschnitten
750 ml Weißwein

Alle Zutaten in einem großen Glas vermischen. Gut verschraubt 10 Tage ziehen lassen und täglich schütteln, dann abseihen und im Kühlschrank aufbewahren. Bei Bedarf 2–3 kleine Gläser über den Tag verteilt trinken. Dieser Wein wirkt stärkend bei Kältegefühl, Winterdepression und beginnender Erkältung.

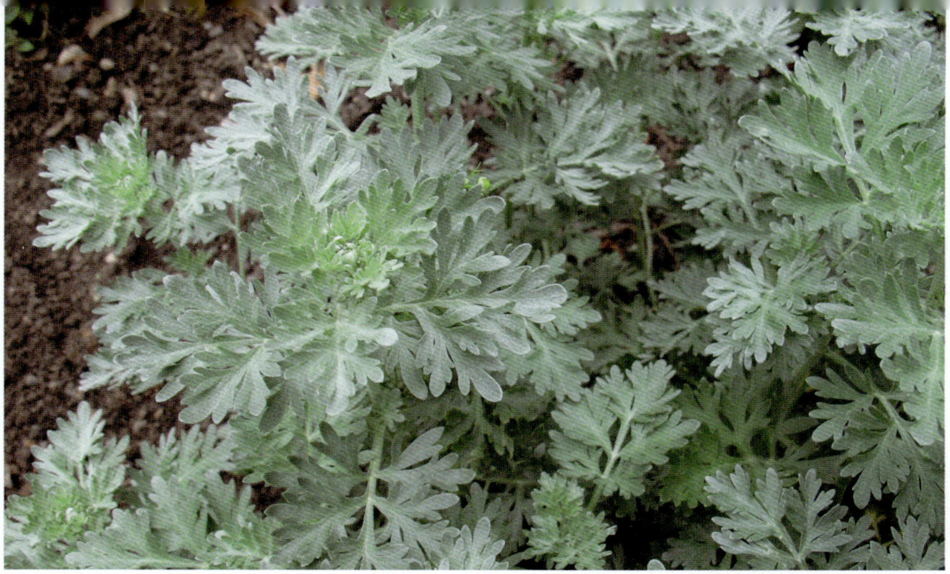

Wermut

Erinnere dich, Beifuß, was du verkündet hast,
Was du bekräftigt hast bei der großen Verkündung.
„Una" heißt du, ältestes Kraut.*
Du hast Macht für drei und gegen dreißig,
du hast Macht gegen Gift und gegen Ansteckung,
du hast Macht gegen das Übel, das über Land fährt.
(Angelsächsische Neunkräutersegen, 11. Jhdt.)

Info

Volkstümliche Namen: Bitterer Beifuß, Heilbitter, Absinth, Krampfkraut, Magenkraut, Wurmtod, Mottenkraut

Wermut (*Artemisia absinthium*) zählt zu den Amara aromatica, den appetitanregenden Bittermitteln mit ätherischem Öl, die bei Magen-, Leber- und Gallenleiden

* Dem Urgott angehörig.

sowie bei Appetitlosigkeit gereicht werden. Seine Bitterstoffe bewirken eine starke Steigerung der Verdauungssaftproduktion.
Das Kraut wirkt leicht fiebersenkend und schweißtreibend, regelt die Menstruation und stimuliert die Gebärmutter. Es kann jedoch Frühwehen auslösen, weshalb es während der Schwangerschaft nur unter fachkundiger Anleitung verwendet werden darf und auch während der Stillzeit besser gemieden wird.
Nicht zuletzt sagt man dem Wermut eine leicht euphorisierende Wirkung nach. Das mag der Grund dafür sein, dass der Absinth einst so populär wurde. Heute hingegen werden Wermutsorten gezogen, die einen geringen Thujon-Gehalt aufweisen und daher auch bedenkenlos als Tee getrunken werden können. Wissenschaftlichen Untersuchungen zufolge ist dieser wirksam bei Verdauungsbeschwerden und Appetitlosigkeit.

Geschichte

Vor der Zeit des Buchdrucks wurden literarische Werke vor allem in Klöstern auf geschöpftes Papier geschrieben. Der Leim, den dieses enthielt, zog allerlei Nagetiere an. Damit die kostbare Niederschrift nicht den Mäusen zum Opfer fiel, mischten die Mönche Wermut in die Tinte.
Das aus der Familie der Beifußgewächse stammende Kraut kam aber auch bei Räucherungen zum Schutz gegen das Böse zum Einsatz – ganz nach der Devise: Nicht nur Nagetiere und Käfer, auch Dämonen gehen allem, was bitter ist, lieber aus dem Weg.
Im Volksmund heißt der Wermut auch Fliegen- oder Mottenkraut. Tatsächlich wurde er bei der Fliegen-, Mücken- und Mottenjagd eingesetzt. Hingen Büschel von Wermut im Stall, ließ sich auch das Vieh vor lästigen Insekten schützen.

Anbau & Ernte

Anbau: Oktober bis März: wilden Wermut durch Wurzelteilung sammeln und in die Erde einsetzen | Aussaat im Frühling. Der Wermut ist mehrjährig und braucht einen sonnigen Platz.
Vorkommen: Ödland, Schuttplätze, Bahngleise, Wegränder
Boden: sandig-steinige, stickstoffreiche und kalkhaltige Böden

Wirksame Pflanzenteile: Blätter, Blütenstände
Ernte: oberes Drittel des Krautes abschneiden, bündeln und rasch im Halbschatten trocknen
Besonderheit: Wermut kann groß und buschig werden (1–2 m) – zu groß für den Topf oder einen kleinen Balkon.
Achtung: Keine Anwendung in Schwangerschaft und Stillzeit!

Rezepte

Wermut-Tee als Aperitif

1 TL Wermutkraut
250 ml heißes Wasser

Das Kraut mit heißem Wasser aufgießen, ziehen lassen und abseihen. Den Tee über einen längeren Zeitraum regelmäßig trinken.
Der Tee regt die Magensaftsekretion an; nach einer Woche sollten sich die Beschwerden bereits reduziert haben.

TIPP: *Wirkt auch bei Völlegefühl – am besten zur Hälfte mit Pfefferminze gemischt.*

Kopfschmerz-Wickel

1 TL Wermutkraut
1 TL Mädesüß
1 TL Gundelrebe
1 TL Honig
1 Eiweiß

Die Kräuter grob hacken, alle Zutaten miteinander vermischen, auf ein dünnes Tuch auftragen und bei Kopfschmerzen um die Stirn wickeln. So lange belassen, bis die Mischung eingetrocknet ist. Danach mit kühlem Wasser abwaschen und trocken tupfen.

Leber- und Galletee
20 g Wermutkraut
10 g Löwenzahnwurzel
5 g Brennnesselblätter
5 g Pfefferminzblätter
5 g Kümmel, angestoßen

Mit 2 TL von der Kräutermischung einen Tee zubereiten. Bei Beschwerden 1–2 Tassen über den Tag verteilt trinken. Die Kombination der Bitterstoffe hat sich als Hausmittel bewährt.
In der Volksmedizin wurde und wird auch Wermut alleine löffelweise als Tee zur Stärkung des Magens und der Verdauung verabreicht.

Blähungstee
je 3 Fingervoll Wermutblätter, Fenchel, Schafgarbenkraut, Salbeiblätter
1 l kaltes Wasser

Die Kräuter in kaltes Wasser legen und alles zusammen aufkochen, ziehen lassen und dann abseihen. Vor den Mahlzeiten jeweils eine Tasse davon trinken.

Auszug bei starkem Schwitzen
½ TL Wermutkraut
1 TL Tausendgüldenkraut
1 TL Spitzwegerich
2 TL Salbei

1 EL der Kräutermischung mit 200 ml kochendem Wasser überbrühen, 10 Minuten ziehen lassen, danach abseihen. 3 x täglich zubereiten und warm trinken. Bei nächtlichem Schwitzen den Tee eine Stunde vor dem Zubettgehen schluckweise trinken.

Tinktur bei chronischem Blasenleiden

20 g Wermutkraut
20 g Hagebutten
10 g Wacholder
1 l Korn (38 %)

Wermut fein schneiden, Hagebutten halbieren und Wacholder stoßen. In einem Schraubglas in Alkohol einlegen und für 3 Wochen ziehen lassen, dann abseihen. Bei Bedarf 3 x täglich je 10 Tropfen mit etwas Wasser verdünnt trinken.

Medizinalwein bei Verdauungsbeschwerden

1 kleiner frischer Wermuttrieb
2 frische Pfefferminzstängel
2 frische Melissestängel
1 EL Fenchelsamen
1 l Weißwein

Fenchel quetschen und mit den übrigen Zutaten 3 Tage im Wein ansetzen, danach abfiltern und in dunkle Flaschen füllen. Kühl lagern. Bei Verdauungsstörungen nach Bedarf ein kleines Glas davon trinken.
Die Bitterstoffe der Kräuter, die in Alkohol gelöst wirksam werden, sind empfehlenswert bei zu viel oder zu schwerer Kost.

VARIANTE: *Nach Hildegard von Bingen wird der Wein nur mit Wermut angesetzt. Statt der zusätzlichen Kräuter werden 100 g Honig beigefügt.*

Herbst

Oktober bis Anfang Januar

FÜR BALKON UND TERRASSE GEEIGNET

Wildkräuter

Alant, Angelika, Baldrianwurzel, Bärentraube, Beinwell, Brennnessel, Gänseblümchen, Goldrute, Klettenwurzel, Kresse, Löwenzahnwurzel, Ringelblume, Sonnenhut, Süßholz, Wacholder, Wegwartenwurzel, Weißdorn

Küchenkräuter

Leinsamen, Lorbeer, Melisse, Minze, Rosmarin, Thymian, Zitronenverbene

Gemüse/Beeren

Hagebutte, Knoblauch, Kürbis, Quitte, Rettich, Sanddorn, Schlehdorn, Weißdorn

Beinwell

Der Beinwell hat eine solche Kraft zu heilen und zusammenzufügen, dass zerteilte Fleischstücke wieder zusammenwachsen, wenn man sie mit Beinwell in einem Topf kocht.
(Nicholas Culpepper, englischer Apotheker, Arzt und Astrologe des 17. Jh.)

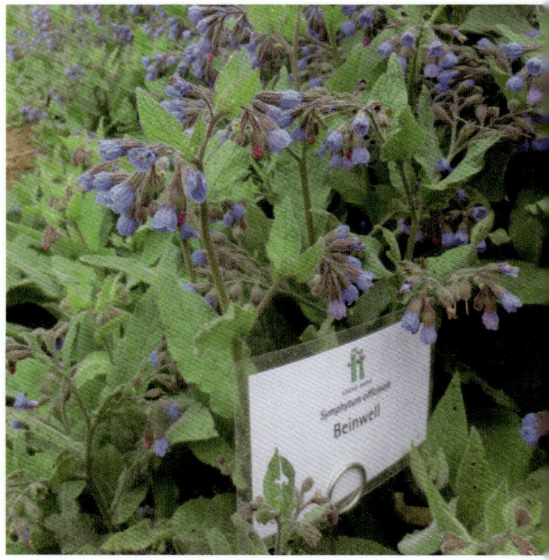

Info

Volkstümliche Namen: Arznei-Beinwell, Beinwurz, Bienenkraut, Hasenbrot, Eselohrwurz, Heilwurzel, Himmelsbrot, Honigblum, Milchwurz, Schwarzwurz, Wallwurz, Soldatenwurzel, Komfrei

Der Beinwell (*Symphytum officinale*) ist als Arzneipflanze anerkannt und wird auch „Arnika der Knochen, Bänder und Sehnen" genannt. Die Liste der Beinamen ist lang und deutet schon auf die besondere Wirkung dieser Pflanze aus der Familie der Raublattgewächse hin.
Das im Beinwell enthaltene Allantoin regt die Durchblutung an und fördert die Zellregeneration, verletztes Gewebe erholt sich besser. Cholin unterstützt darüber hinaus die Rückbildung von Blutergüssen. Der Gehalt an Schleimstoffen in den Wurzeln ist einzigartig. Sie werden in der alternativen Sportmedizin als Feuchtigkeitsschutz für die Haut und zur Regeneration der Hautzellen eingesetzt.
Beinwell wächst in ganz Mitteleuropa an feuchten Stellen, Gräben, längs der Ufer von Gewässern und auf feuchten Wiesen. Für den Garten bietet die Pflanze nicht nur wunderschöne Blütenstände, sondern eignet sich auch als Basis für Pflanzenjauche zur Stärkung von Tomatenpflanzen.

Geschichte

Früher war es Brauch, Exkremente eines Bruchkranken zusammen mit einer Beinwellwurzel an der Ostseite des Hauses zu vergraben mit den Worten „Im Namen des Vaters, des Sohnes und des Heiligen Geistes". Es hieß, sobald die Wurzel austriebe und das erste Blatt zu sehen wäre, wäre der Bruch geheilt.

Anbau & Ernte

Anbau: Ein Wurzelstückchen in den Boden setzen – es treibt jederzeit aus. Beinwell ist ein mehrjähriger Tiefwurzler; er wird bis zu 60 cm hoch und wurzelt tief. Die Pflanzentöpfe sollten dementsprechend groß sein. Beinwell kommt mit Schatten gut aus und ist winterhart.
Boden: feuchte Böden, aber keine Staunässe
Vorkommen: an Bachufern, Gewässerufern, Gräben, nassen oder moorigen Wiesen, in feuchten Gebüschen
Wirksame Pflanzenteile: Wurzel, junge Blätter
Ernte: Wurzeln: ab September, idealweise nach feuchten Tagen | Blätter: ab dem Frühjahr
Besonderheit: Die Wurzel kann jeden Herbst gestochen werden, die Wurzelstücke treiben wieder aus. Hummeln lieben übrigens die Blüten.

TIPP: *Wenn beim Verarbeiten geschälte Rinde übrigbleibt, kann auch sie eingesetzt werden und treibt aus.*

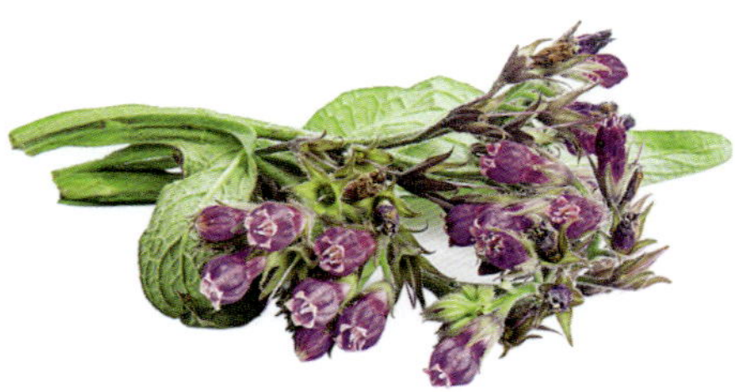

Rezepte

Erste-Hilfe-Verband bei Verstauchung
1–2 Blatt Beinwell

Das frische Blatt mit einem Schuh weichklopfen, auf das Gelenk legen und nach Möglichkeit fixieren.
Dieses Hausmittel ist besonders praktisch beim Wandern oder Sport im Freien – der Schmerz lässt rasch nach, und die Wanderung kann fortgesetzt werden.
Das im Beinwell enthaltene Cholin hemmt die Ödembildung und fördert die Durchblutung des Gewebes.

Beinwellkompresse bei Sonnenbrand und Venenschmerzen
1 Handvoll junge Beinwellblätter
200 ml heißes Wasser
2 Baumwolltücher

Einen Tee aufsetzen, ziehen lassen und abseihen. Ein Tuch in dem kalten Auszug tränken, nass auf die betroffene Stelle legen und mit einem weiteren Tuch fixieren. Belassen, bis der Auszug warm geworden ist. Dann wechseln.

Beinwellsocken bei Knöchelzerrung
1 frisches Beinwellblatt

Das Blatt mit einem Teigroller andrücken, in eine Socke stopfen und die Socke tagsüber tragen.

TIPP: *Möglichst junge Blätter wählen, da ältere Blätter rau sind und kratzen können.*

Beinwell bei Milchstau
5 cm Beinwellwurzel
etwas warmes Wasser
1 Baumwolltuch

Die Wurzel schälen und reiben. 2 EL davon mit etwas warmem Wasser vermischen, bis ein zäher Brei entsteht. Diesen auf ein Tuch streichen und auf die Brust legen. Empfohlen werden 2 Packungen täglich, über 3–4 Tage angewandt.
Bei mehrmaliger Behandlung wirkt Beinwell entzündungshemmend und abschwellend.

TIPP: *Beinwellwurzeln sondern beim Schälen viel Schleim ab. Deshalb am besten unter fließendem kaltem Wasser schälen.*

Beinwell-Tinktur bei Rheuma
10 cm Beinwellwurzel
200 ml Korn (38 %)

Beinwellwurzel klein schneiden, für 6 Wochen in Alkohol ansetzen, dann abseihen. Bei arthritischen Gelenksschmerzen die betroffene Stelle mit der Tinktur einreiben.
Beinwell wirkt entzündungshemmend, schmerzstillend und fördert die Beweglichkeit.

Beinwell bei Zahnfleischentzündung
50 g Beinwellwurzeln

Die Wurzel in Scheiben schneiden und über Nacht in kaltem Wasser ziehen lassen. Am nächsten Tag abseihen, die Flüssigkeit erwärmen und den Mund damit spülen.

Beinwellcreme bei Zerrungen und Stößen

100 ml Olivenöl
2 cm Beinwellwurzel
15 g Bienenwachs

Beinwellwurzel in Scheiben schneiden, in Olivenöl legen und 3 Tage lang je 1 Stunde bei max. 60 °C auf dem Herd erwärmen. Am dritten Tag die Wurzel entfernen, das Öl mit Bienenwachs im Wasserbad schmelzen und verrühren. In Tiegel abfüllen, abkühlen lassen und verschließen.

Beinwell-Wundfett

Frische Beinwellwurzel
Bio-Schweineschmalz

Die Wurzel schälen und fein schneiden. Mit so viel Schmalz auffüllen, dass die Wurzelteile bedeckt sind, und zusammen mit dem Schmalz auf dem Herd für 3 Stunden erwärmen, aber nicht kochen. Dann abseihen und kühl stellen. Die Mischung hilft bei kleinen Wunden wie Schnittverletzungen, Brandblasen und Schürfwunden.
Durch die Kombination von Schleim- und Gerbstoffen sowie Allantoin beschleunigen die Wurzelextrakte das Zellwachstum und fördern die Wundheilung.

ACHTUNG: *Nicht auf blutende Wunden auftragen!*

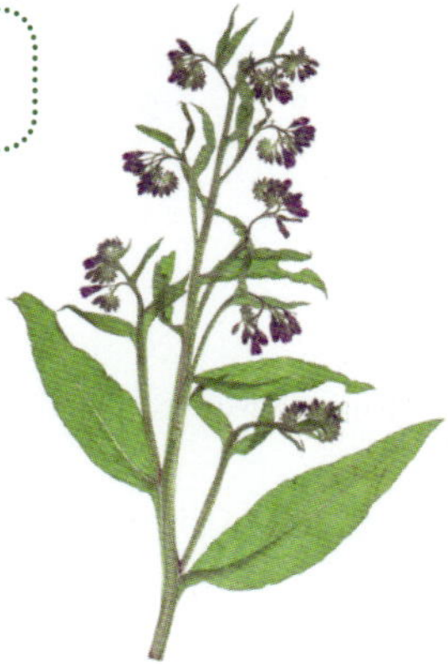

Hämorrhoiden-Zäpfchen

100 g Kakaobutter
1 TL Beinwellwurzel
1 TL Eichenrinde

Beinwellwurzel und Eichenrinde in feine Blättchen schneiden und im Backofen bei 80 °C trocknen. Danach so fein wie möglich reiben.
Kakaobutter im Wasserbad zerlassen und die Pulver einrühren. Die Mischung in eine Zäpfchengießform füllen und fest werden lassen. Im Kühlschrank aufbewahren und bei Bedarf täglich ein Zäpfchen verwenden.

ACHTUNG: *Beinwell und Blutwurz nicht in Schwangerschaft und Stillzeit und nicht über längere Zeit anwenden!*

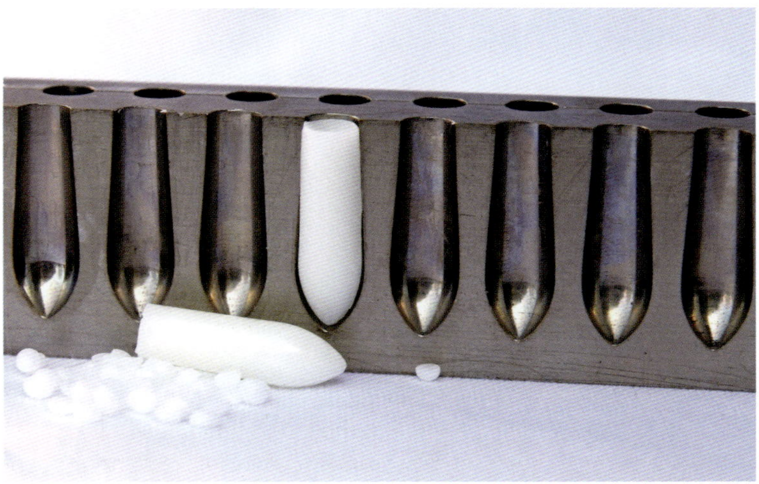

Hopfen

Schnee in der Christnacht verheißt eine gute Hopfenernte.
(Bauernregel)

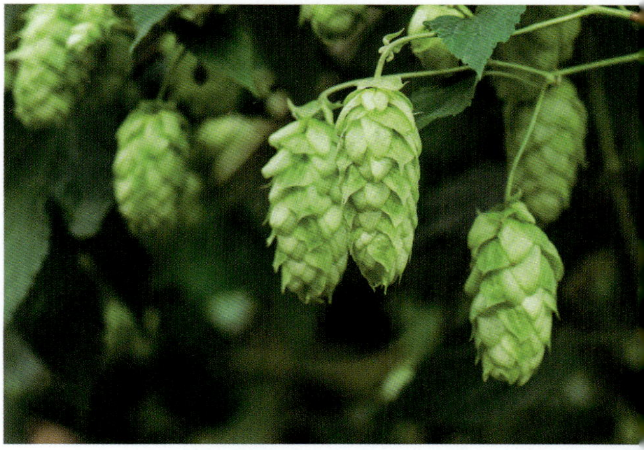

Info

Volkstümliche Namen: Wilder Hopfen, Strauch-, Weidehopfen, Hupfen, Hoppfen

Der Echte Hopfen (*Humulus lupulus*) gehört zur Familie der Hanfgewächse, die per se als „Entspannungskräuter" gelten. Er war die Arzneipflanze des Jahres 2007.

Der Hopfen ist eine mehrjährige Kletterpflanze, die sich bis zu 6 Metern in die Höhe rankt. Weibliche und männliche Blüten wachsen nicht an derselben Staude. Nur die weiblichen Exemplare tragen die markanten Zapfen, die auch in der Pflanzenheilkunde eingesetzt werden und den Ruf des Hopfens begründen: Sie haben ausgeprägte beruhigende Wirkung auf das Zentralnervensystem bei nervösen Befindlichkeits- und Schlafstörungen, mindern Spannung und Angstzustände und können bei Kopfschmerz und Verdauungsstörungen gute Dienste leisten.

Da die Zapfen auch Phytoöstrogene (die natürliche Entsprechung des weiblichen Sexualhormons Östrogen) enthalten, wird auch eine lindernde Wirkung bei

Wechseljahrsbeschwerden diskutiert. Hopfen unterstützt darüber hinaus das Abstillen, indem er die Milchbildung hemmt.
Für den Eigenanbau empfiehlt es sich, den Hopfen mit Brennnesselsud zu düngen, da er ein Stickstoffzehrer ist. Wer gerne gießt, hat mit dieser Pflanze viel Freude.

Geschichte

Hopfen ist ein Symbol der Fruchtbarkeit und soll bei Frauen lustfördernd, bei Männern hingegen triebdämpfend wirken.
Schon vor 5000 Jahren wurden in Europa bierähnliche Getränke hergestellt, allerdings mit allerlei verschiedenen Kräutern. Hopfen hingegen wird hierzulande erst ab dem 8. Jahrhundert als Heilkraut beschrieben. Zur gleichen Zeit erkannte man seinen Wert für die Haltbarmachung von Bier.
Der deutsche Naturforscher und Arzt Adam Lonitzer schrieb im 16. Jahrhundert: „Hopfen vertreibt die Melancholie und das schwere Gemüt aus dem Leib." In Form von Tee oder Wickeln leisten die Zapfen gute Dienste bei Unruhezuständen aller Art, auch wenn die Pflanze bis heute in engem Bezug zur Braukunst steht.

Anbau & Ernte

Anbau: im Herbst Wurzelstecklinge durch Wurzelteilung von älteren Wildpflanzen | im Frühjahr Schnittlinge von jungen Trieben ernten | im Sommer Stecklinge von leicht verholzten Trieben abzwicken. Alle Varianten eignen sich für die Zucht im Freien wie auch im Topf. Der Hopfen ist mehrjährig.
Vorkommen: in ganz Europa bis auf 1600 m Höhe | bei Hecken, an Waldrändern, bei feuchten Gebüschen, auf feuchtem Boden
Boden: bevorzugt stickstoffreiche Standorte mit stetiger Bodenfeuchte, aber ohne Staunässe | für die Stecklinge lockere Erde
Wirksame Pflanzenteile: Hopfenzapfen | Hopfentriebe als Spargelersatz und für Salat
Ernte: September bis November
Besonderheit: die Hopfenzapfen werden von der weiblichen Pflanze geerntet

Rezepte

Hopfenmilch bei Einschlafstörungen
2 TL Hopfenzapfen
250 ml Milch
1 TL Honig

Die Zapfen halbieren und in der Milch kurz aufkochen. Zugedeckt 10 Minuten ziehen lassen, die Zapfen entfernen, die Flüssigkeit etwas auskühlen lassen und zuletzt den Honig einrühren. Vor dem Zubettgehen lauwarm trinken.

Tee bei Wechseljahresbeschwerden
2 TL Hopfenzapfen
200 ml heißes Wasser

Die Zapfen mit heißem Wasser übergießen und 15 Minuten ziehen lassen, dann abseihen. Bei Unruhe tagsüber oder nachts sowie bei nervösen Befindlichkeitsstörungen 2–3 Tassen pro Tag trinken.

TIPP: *Bei Angstzuständen am besten mit Baldrianwurzel, Ringelblume und Johanniskraut mischen.*

Hopfenkissen für einen entspannten Schlaf
5 Handvoll getrocknete Hopfenzapfen
1 Kissenbezug (10 x 10 cm)

Kissen mit den Zapfen füllen, verschließen und zum Bett legen. Vor dem Schlafengehen die Zapfen aneinander reiben: Die ätherischen Öle verbreiten eine angenehme Stimmung, wirken beruhigend und können damit das Einschlafen fördern.

TIPP: *Nach 10 Tagen das Kissen neu befüllen, da die Wirkung nachlässt.*

Nerven-Leber-Darm-Teemischung
20 g Hopfenzapfen
10 g Kamillenblüten
10 g Pfefferminze
15 g Schafgarbe

Alle Zutaten miteinander vermengen und aus 1 TL der Mischung und 200 ml heißem Wasser einen Tee aufbrühen. 5 Minuten ziehen lassen, dann abseihen. 2 Tassen täglich trinken.

TIPP: *Zusätzlich aus dem warmen Tee einen Wickel bereiten und in der Lebergegend auflegen.*

Tee bei Brustentzündung
2 TL Hopfenzapfen
2 TL Walnussblätter
2 TL Salbeiblätter

1 TL der Mischung mit 200 ml heißem Wasser überbrühen, 15 Minuten ziehen lassen, dann abseihen. Bei Bedarf 2–3 Tassen täglich trinken.

TIPP: *Dieser Tee wirkt auch unterstützend beim Abstillen.*

Antifalten-Balsam

4 EL Hopfenzapfen
100 ml Olivenöl
30 g Bienenwachs

Die Zapfen zerteilen und mit dem Öl auf kleiner Flamme erhitzen. Etwa 3 Stunden auf niedriger Stufe warmhalten. Dann die Zapfen entfernen, das Öl gut filtern (am besten durch eine Nylonstrumpfhose) und zusammen mit dem Bienenwachs im Wasserbad erwärmen. Sobald die Mischung geschmolzen ist, in saubere Salbentiegel abfüllen, auskühlen lassen und erst dann verschließen.
Die Wirkung dieses Balsams auf die Faltenbildung ist nicht nachgewiesen. Sicher ist jedoch, dass die Phytoöstrogene aus dem Auszug sowohl das Hautbild als auch die Stimmung verbessern.

Schlafwein

5 Hopfenzapfen
1 TL Baldrianwurzel
2 EL Melisseblätter
1 TL Johanniskraut
1 TL Lavendelblüten
1 Zimtstange
1 l Rotwein

Alle Zutaten zerkleinern, mit Rotwein übergießen und 2 Wochen verschlossen ziehen lassen. Dann abseihen und täglich 2–3 kleine Gläser trinken.
Dieser Kräuterwein ist ein altes Rezept für all jene, die unter ängstlichen Zwängen leiden, erschöpft oder überlastet sind.

Zitronenverbene

Poesie ist wie ein Duft, der sich verflüchtigt und dabei in unserer Seele die Essenz der Schönheit zurücklässt.
(Jean Paul)

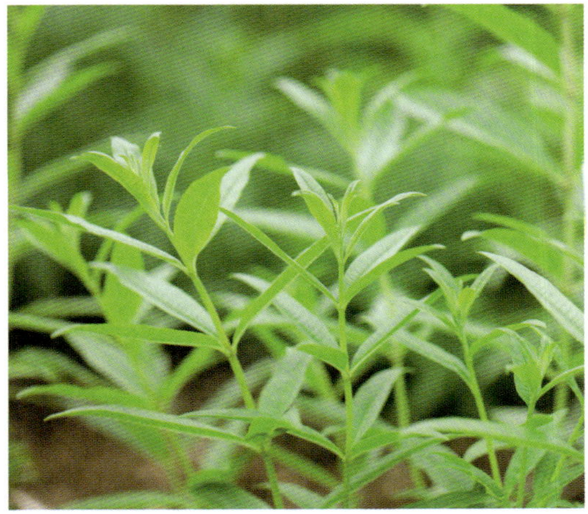

Info

Volkstümliche Namen: Luiserlkraut, Eisenkraut, Citronelle, Verbene, Vervaine, Zitronenduftstrauch, Zitronenkraut

Die Zitronenverbene (*Verbena triphylla*) zählt zu den Eisenkrautgewächsen. Mit ihrem intensiven, zitronenartigen Aroma überzeugt sie Freunde der Parfumindustrie, der Küche und Naturkosmetik. Ihr Duft und ihr Geschmack betören vor allem Liebhaber von Süßspeisen.
Zudem ist die Verbene eine bewährte Heilpflanze. Ihre Lieblichkeit wirkt unterstützend auf das Nervensystem bei Nervosität, Schlaflosigkeit und Unruhe. Die enthaltenen Flavonoide haben schmerzlindernde Eigenschaften und helfen bei Erkältungskrankheiten und Muskelverspannungen. Studien belegen außerdem, dass die in den Öldrüsen gespeicherten Terpenverbindungen antibakteriell auf verschiedene Bakterienstämme wirken.

Geschichte

Die aus dem Süden Südamerikas stammende Pflanze wird erst seit Ende des 18. Jahrhunderts in Europa gezüchtet. Man erkannte bald ihr Potenzial als Heilpflanze. Seitdem ist sie mehr als nur eine duftende Zierpflanze.

Anbau & Ernte

Anbau: Samen oder Stecklinge | Halbschatten oder volle Sonne | idealerweise in Kübeln, um sie im Haus zu überwintern

Die Zitronenverbene ist ein mehrjähriger kleiner Strauch, der für ein ausgiebiges Kraut ständig zurückgeschnitten werden soll. Sie verträgt bis zu –5 °C.

Boden: bevorzugt leicht feuchte, durchlässige und nährstoffarme Böden | kurzfristiges Austrocknen ist kein Problem | verträgt keine Staunässe

Wirksame Pflanzenteile: Blätter

Ernte: ab den Sommermonaten bis in den Winter

Besonderheit: Rückschnitt nicht vergessen. Bei Überwinterung im Freien mit viel Stroh abdecken.

Rezepte

Verbene-Säckchen gegen Motten

1 Handvoll frische Zitronenverbene
1 kleines Stoffsäckchen oder Kissen

Den Stoff mit dem Kraut füllen und vernähen oder verschließen. Das Säckchen verbreitet über längere Zeit einen frischen Zitronenduft und soll Motten und andere Insekten aus Schränken und Schlafräumen fernhalten. Bei Unruhe kann es das Einschlafen fördern.

TIPP: *Dieses Rezept ist günstig für Jugendzimmer, es wirkt gegen die Ausdünstungen Pubertierender.*

Badesalz

1 Handvoll Zitronenverbene
200 g grobes Salz

Verbene klein schneiden und zusammen mit dem Salz in ein Glas füllen. Einige Tage ziehen lassen und in dieser Zeit hin und wieder schütteln, damit der Duft sich mit dem Salz verbindet.
Für ein Wannenbad 1–2 EL entweder direkt ins Wasser geben oder in eine Nylonstrumpfhose oder einen großen Teebeutel füllen, der in das Badewasser gelegt wird.
Das ätherische Öl wirkt bei Anspannung, Angstzuständen und Erschöpfung.

Verbene-Tee bei Übelkeit

2 TL getrocknete Zitronenverbene
250 ml heißes Wasser

Das Kraut mit heißem Wasser übergießen und 5 Minuten ziehen lassen, dann abseihen. Bei Übelkeit schluckweise trinken und danach ruhen.

TIPP: *Bei Unwohlsein eignet sich eine Mischung mit Minze, Kamille und Käsepappel besonders gut.*

Kompresse bei Muskelkater

500 ml kalter Verbenentee
1 dünnes Handtuch
1 dickes Handtuch

Das dünne Tuch mit dem Tee tränken und tropfend nass auf die betroffene Stelle legen. Mit einem dicken Handtuch umwickeln und 20 Minuten belassen, bis die Kompresse die Körperwärme angenommen hat.

Still-Tee zur Milchbildung
1 TL getrocknete Zitronenverbene
1 TL Kümmel
1 TL Anis
1 TL Brennnesselblätter

Alle Zutaten vermischen und bei Bedarf 1 EL davon mit 300 ml Wasser in einem Topf ca. 10 Minuten köcheln lassen, dann abseihen. Jeweils nach dem Stillen ½ Tasse trinken.
Alle Bestandteile wirken milchflussbildend und unterstützen junge Mütter beim Stillen.

ACHTUNG: *Verbenaöl wird eine wehenanregende Wirkung nachgesagt. Es wurde früher eingesetzt, um die Geburt voranzutreiben. Nicht während der Schwangerschaft anwenden!*

Fußmassageöl bei Unruhe und Stress
100 ml Johanniskrautöl
5 Tr ätherisches Verbenenöl
5 Tr ätherisches Geraniumöl
3 Tr ätherisches Lavendelöl

Alle Zutaten verrühren, die Mischung abends auf die Fußsohlen auftragen und einmassieren. Das Öl löst Verspannungen und verhilft zu einem ruhigen Schlaf.
Je nach Verfügbarkeit können die einzelnen ätherischen Öle auch ersetzt werden: Geeignet sind Grapefruit, Passionsblume oder Neroli.

Winter

Januar bis Anfang April

FÜR BALKON UND TERRASSE GEEIGNET

Wildkräuter

Bärlauch, Brennnessel, Fichtenwipfel, Gundermann, Kresse, Labkraut, Lungenkraut, Schlüsselblume, Spitzwegerich, Vogelmiere

Küchenkräuter

Bohnenkraut, Estragon, Kresse, Minze, Zitronenthymian

Gemüse/Beeren

Hagebutte, Feldsalat, Kohl, Meerrettich, Schlehdorn, Topinambur

Meerrettich (Kren)

Ein Acker mit Kren will seinen
Herrn jeden Tag sehn.
(Alte Bauernweisheit)

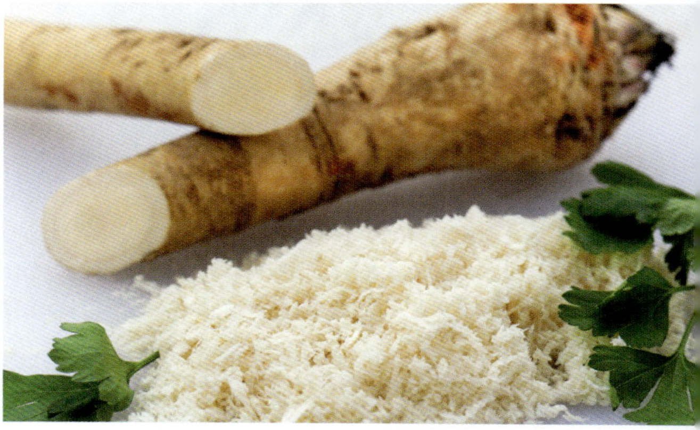

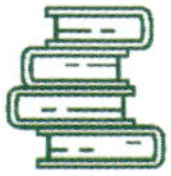

Info

Volkstümliche Namen: Fleischwurzel, Pferderadi, Bauernsenf, Rachenputzer

Der Meerrettich (*Amoracia rusticana*) ist die wohl schärfste aller heimischen Wurzeln. In Österreich wird er auch Kren genannt – von slawisch *krenas* für weinen, denn immerhin können beim Reiben der frischen Wurzel Tränen fließen. Die aufsteigenden Dämpfe reizen die Nasenschleimhaut. Auch beim Verzehr kann es zu einer laufenden Nase kommen.
Er wird in zahlreichen Gebieten Mitteleuropas angebaut, kann frisch oder getrocknet als scharfes Gewürz eingesetzt werden und ist obendrein winterhart.
Senfölglycoside, wie sie auch im Meerrettich enthalten sind, können Bakterien abtöten. Das „Penicillin aus dem Garten" wirkt gegen verschiedene Bakterienstämme und Pilze, die Infektionen der Harn- und Atemwege hervorrufen können.
In den Atemwegen lösen die Senföle den Schleim und erleichtern damit das Abhusten.

Daneben konnten in Senf- und Krenöl virenhemmende Stoffe nachgewiesen werden. Diese dienen als sekundäre Pflanzenstoffe der Pflanze selbst zum Schutz vor Krankheiten, wirken indirekt aber auch beim Menschen.
Äußerlich eingesetzt wirkt die geriebene Wurzel hautreizend, erwärmend, durchblutungsfördernd und dadurch krampflindernd. Sie ist damit ideal bei Muskelschmerzen und rheumatischen Beschwerden, wird aber auch als Pflaster bei Blasen und bei Kopfschmerzen aufgelegt. Die Senföle regen darüber hinaus die Bildung von Magensaft an, wirken appetitanregend und fördern eine gute Verdauung.
Mit der Zeit verliert sich übrigens die Schärfe – alte Wurzeln brennen bei weitem nicht so stark wie junges Gemüse.

ACHTUNG: *Bei Kleinkindern sowie bei entzündlichen Nieren- und Darmerkrankungen bzw. Magen- und Darmgeschwüren ist von der Anwendung abzuraten!*

Geschichte

Wurzeln aller Art galten früher im Volksglauben als Glücksbringer. Es hieß, mit einer Scheibe getrockneter Wurzel in der Hosentasche würde der Geldbeutel das Jahr über nicht leer. Außerdem ließen sich damit böse Blicke vermeiden.
Meerrettich wird seit dem 12. Jahrhundert in den Klostergärten Mitteleuropas angebaut und eroberte von dort aus die Bauerngärten.
Im 16. Jahrhundert zogen Bauern durchs Land, um die als „bayerische Zitrone" bekannten Wurzeln zu verkaufen. Vereinzelt findet man auch heute noch sogenannte „Krenweiber", die von Tür zu Tür ziehen und ihre Ernte anbieten.

Anbau & Ernte

Anbau: Ab dem Frühjahr ein Wurzelstück oder Seitentriebe (= Fechser) von altem Meerrettich schräg und tief in den Boden stecken. Er benötigt zum Treiben ausreichend Sonnenlicht und hohe Luftfeuchtigkeit.

Vorkommen: verwildert an Wegrändern
Boden: bevorzugt in mittelschweren, sandigen Lehmböden
Wirksame Pflanzenteile: Wurzel
Ernte: September bis April | winterhart
Besonderheit: Jedes noch so kleine Wurzelstück treibt aus, daher separat oder mit Wurzelsperren anbauen.

Rezepte

Meerrettich-Auflage bei Warzen

1 Scheibe frischer Meerrettich

Meerrettich reiben und auf die Warze auftragen. Eine Socke darüberstülpen oder eine Mullbinde darumwickeln und so lange tragen, bis die Haut zu brennen beginnt.

> **TIPP:** *Die ätherischen Öle verflüchtigen sich rasch, was die Wirkung beeinträchtigt. Deshalb stets frische Wurzeln verwenden.*

Meerrettich-Wickel gegen beginnende Kopfschmerzen

6 Scheiben frischer Meerrettich

Die Rettichscheiben in den Nacken legen und mit einem Halstuch fixieren. Wenn die Haut zu brennen beginnt, den Wickel entfernen.
Die Auflage kann beginnenden Kopfschmerz lindern; die scharfen Senfölglykoside haben eine schleimlösende, schweißtreibende sowie schmerzlindernde Wirkung.

„Krenkette" gegen Fieber
1 Stück frische Meerrettichwurzel
1 Bindfaden
Nadel

Meerrettich in dünne Scheiben schneiden und zu einer Kette auffädeln. Bei beginnendem Fieber die Kette über Nacht um den Hals tragen.
Die antibiotischen Senfölglykoside wirken entzündungshemmend, senken das Fieber und befreien die verstopfte Nase.

TIPP: *Möglichst nicht direkt auf der Haut, sondern über einem T-Shirt tragen.*

Meerrettich-Hustenbonbons
1 EL Meerrettich, gerieben
10 EL Zucker

Zucker in einer beschichteten Pfanne zerlassen. Wenn er flüssig ist, den geriebenen Meerrettich einrühren und mit einem Löffel aus der Masse kleine Häufchen auf ein Backpapier setzen. Sobald sie ausgekühlt sind, können sie verwendet werden.

Meerrettichwein zum Entwässern bei Nierengries und Blasenentzündung
30 g Meerrettichwurzel
3 EL Honig
50 ml Weißwein

Meerrettich reiben und mit Honig und Wein für 1 Woche ansetzen. Dann abseihen, in eine dunkle Flasche füllen und kühl aufbewahren. Bei Husten 60 ml pro Tag trinken.

Meerrettichwein fördert die Monatsblutung, wirkt harntreibend und entzündungshemmend auf die Harnwegsorgane. Feiner Gries wird ausgespült. Meerrettich hat erwiesenermaßen eine stark keimtötende Wirkung und gilt daher als effizientes Harndesinfektionsmittel.

TIPP: *Zusätzlich ausreichend Wasser trinken, um den Flüssigkeitsverlust auszugleichen.*

Rachenputzer

5 EL Meerrettich, gerieben
10 EL Honig

Den geriebenen Meerrettich mit dem Honig verrühren und über Nacht stehen lassen. Am nächsten Tag abseihen.
Bei Husten mehrmals am Tag 1 TL langsam im Mund zergehen lassen.

Meerrettich-Öl bei Schnupfen und rheumatischen Beschwerden

1 EL Meerrettich, gerieben
100 g neutrales Speiseöl

Meerrettich in Öl bei ca. 70 °C 2–3 Stunden ziehen lassen und danach abseihen. Das Öl in dunkle Flaschen füllen und kühl aufbewahren. Bei beginnendem Schnupfen die Nasenflügel damit einschmieren.
Meerrettich regt die Durchblutung an und wirkt antibakteriell; die Bestandteile Senföle und Sinigrin wirken nachweislich hemmend auf Schnupfenviren.

VORSICHT: *Nicht direkt auf die Schleimhäute auftragen! Die Scharfstoffe des Meerrettichs sorgen für ein brennendes Gefühl, das recht unangenehm sein kann.*

Meerrettich-Tinktur bei rheumatischen Beschwerden und Krämpfen

½ Meerrettichwurzel
250 ml Korn (38 %)

Die Wurzel klein schneiden, mit Alkohol ansetzen und 14 Tage ruhen lassen. Anschließend filtern.
Bei Magenschmerzen einige Tropfen der Tinktur auf ein Stück Würfelzucker träufeln und einnehmen.
Äußerlich sorgt die Tinktur für eine intensive lokale Hautdurchblutung mit Tiefenwirkung: Sie reizt die Haut, wärmt und lindert dadurch Krämpfe. Die angespannte Muskulatur wird gelockert. Damit wirkt die Meerrettich-Tinktur auch bei Nervenschmerzen und rheumatischen Beschwerden.

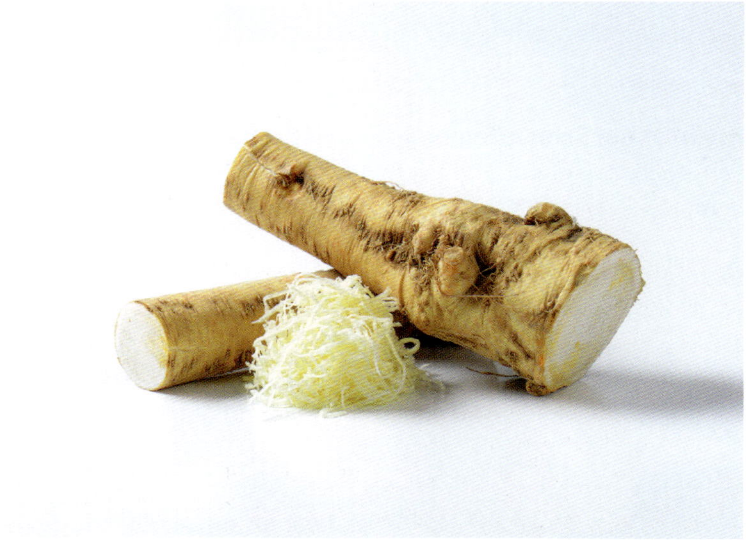

Spitzwegerich

„… so wie er am Wegesrand den Rädern der Karren standhalte, könne er Gift und Ansteckung widerstehen …"
(Roswitha Eder)

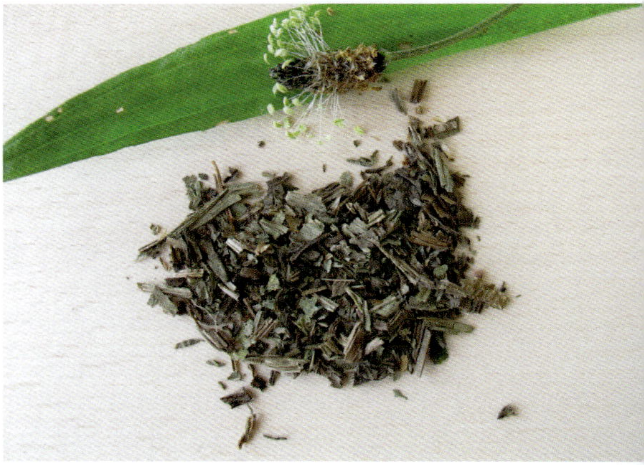

Info

Volkstümliche Namen: Sohlenkraut, Wegtritt, Heilwegerich, Lungenblatt, Rossrippe, Schafzunge, Aderblatt, Himmelbrot, Lügenblatt, Nervenkraut

Der Spitzwegerich (*Plantago lanceolata*) war die Heilpflanze des Jahres 2014. Er gilt als ausgezeichnete Arzneipflanze zur Linderung von Entzündungen und Infektionen im Mund- und Rachenbereich, bei gereizten Atemwegen und damit einhergehenden Hustenbeschwerden. Im Besonderen wird die Anwendung bei Kindern empfohlen. Die am besten geeignete Darreichungsform ist der Sirup.
Äußerlich angewendet ist Spitzwegerichkraut ein altbewährtes Mittel bei Haut-, Muskel- und Venenleiden, ob bei Warzen, Hühneraugen, Schweißfüßen, Insektenstichen, Sehnenscheidenentzündungen, Krampfadern, Nagelbettentzündungen oder ganz allgemein bei müden Füßen. Letzteres können Sie ganz einfach ausprobieren: Legen Sie, wenn Sie einmal lange stehen müssen, einige frische Spitzwegerichblätter in die Schuhe.
Die entzündungshemmende, blutstillende und immunstimulierende Wirkung zahlreicher chemischer Verbindungen im Spitzwegerich (und anderen Wegerich-Arten) ist wissenschaftlich belegt.

Geschichte

Bereits von den Assyrern als Auflage bei Schwellungen erwähnt, hat sich der „König der Wege" in der Naturheilkunde einen Namen gemacht. In der Antike empfahl Dioskurides (50 n. Chr.) die Wurzeln, in Wasser gelegt und mit Wein gesotten, Fieberkranken zur Genesung. Bei Drüsenschwellung ließ er die Kranken ein Halstuch aus Wegerichblättern tragen. Auch Hildegard von Bingen verschrieb den Wegerichsaft in Met als Mittel gegen Gift und empfahl, gebratene Wurzeln auf geschwollene Drüsen aufzulegen.
Gekochte Blätter wurden zur Auflage bei Insektenstichen und Seitenstechen genutzt. Frisches Grün wurde mit Honig vermengt, um Knochenbrüche zu bandagieren. Im Zweiten Weltkrieg verarztete man auch infizierte Wunden mit Spitzwegerich-Zubereitungen, wenn nicht ausreichend Antibiotika zur Verfügung standen.
Der Schweizer Kräuterpfarrer Künzle hob das Kraut besonders hervor: „Er reinigt wie kein zweites Kraut und ist daher gut für alle, die wenig Blut, schlechtes Blut, schwache Lungen, schwache Nerven, bleiches Aussehen haben, mager bleiben wie Geißen, selbst wenn man sie in Butter hineinstellen würde. Er hilft schwächlichen Kindern auf, die immer trotz guter Kost zurückbleiben."

Anbau & Ernte

Anbau: Wilde Pflanzen ausgraben und einsetzen oder Samen säen. Spitzwegerich wächst beinahe überall, ist anspruchslos und winterhart. Vermehrung über Wurzelsprossen.
Vorkommen: Wiesen, Weiden und Schuttplätze
Wirksame Pflanzenteile: Blätter, Fruchtstand
Ernte: September bis April
Besonderheit: Jedes noch so kleine Wurzelteil treibt aus, daher separat oder mit Wurzelsperren anbauen, damit er nicht unkontrolliert wuchert.
Die jungen Fruchtstände schmecken nach Champignons.

Rezepte

Grüne Pflaster gegen den Juckreiz und blaue Flecken
3–5 Blatt Spitzwegerich

Schnelle Hilfe in der freien Natur! Dazu einige junge Blätter pflücken und kurz „ankauen" oder zerdrücken, sodass der Presssaft frei wird. Die angedrückten Blätter wie ein Pflaster auf den Einstich legen.
Der Spitzwegerich hemmt den Juckreiz und die Schwellung, zudem wirkt der Inhaltsstoff Aucubin antibiotisch.

Spitzwegerich-Socken gegen Schweißfüße
1 Handvoll frische Spitzwegerichblätter
1 Paar Socken

Das frische Kraut in die Socken stopfen und während der Nachtruhe tragen.

Kompressen bei überanstrengten Augen
2 EL frische Spitzwegerichblätter
250 ml kochendes Wasser
Baumwolltücher oder Pads

Blätter mit kochendem Wasser übergießen, 5–10 Minuten ziehen lassen und abseihen. Ein wenig abkühlen lassen, bis eine angenehme Temperatur erreicht ist. Dann 10 Minuten lang im Absud getränkte Kompressen auf die Augen legen.

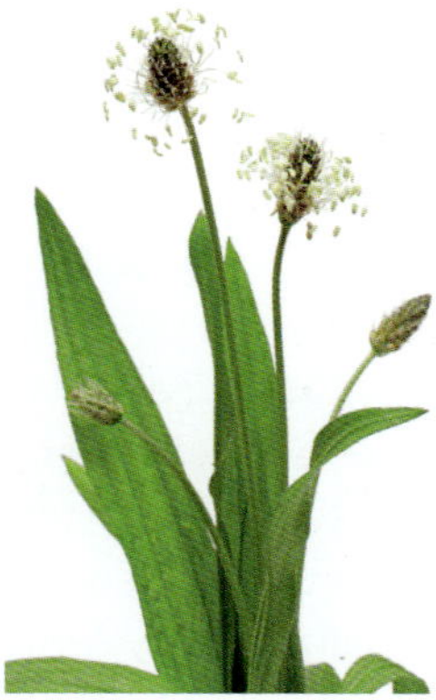

Magengeschwür-Tee
je 3 Fingervoll
geschnittener Spitzwegerich, getrocknete Ringelblumenblüten, Salbeiblätter, Wermutblätter
1 l Wasser

Die Kräuter in 1 Liter Wasser aufkochen, kurz ziehen lassen und dann abseihen. 2 Wochen lang täglich 3 Tassen davon trinken, dann 2 Wochen aussetzen und erneut 2 Wochen lang regelmäßig trinken, bis Besserung eingetreten ist.

Anti-Gelsen-Spray
1 Handvoll frischer Spitzwegerich
2 EL getrocknete Lavendelblüten
200 ml Wasser
2 EL Korn (mind. 38 %)
10 Tr ätherisches Öl nach Geschmack (Teebaumöl, Nelkenöl, Lavendel, Zitrone, Bergamotte ...)

Spitzwegerich und Lavendel mit Wasser aufkochen und zugedeckt 10 Minuten bei geringer Hitze ziehen lassen. Dann abseihen und mit dem Alkohol in einen Zerstäuber füllen. Ätherische Öle nach Belieben zufügen.
Als Spray angewandt, soll die Mischung Insekten auf Distanz halten.

Spitzwegerichschuh bei Venenschmerzen und müden Beinen
einige Blatt frischer Spitzwegerich

Bei müden Beinen während einer Wanderung einige Spitzwegerichblätter in die Schuhe legen oder während der Pausen die Füße damit einreiben. Die Pflanze wirkt kühlend, und der Fuß schwillt rasch ab.
Dieselbe Vorgehensweise mit zerdrücktem frischem Spitzwegerich ist bei Venenschmerzen, Venenentzündungen und Venenstau eine wirkungsvolle Hilfe. Schwellungen lassen nach, und Schmerzen werden gelindert.

Erste Hilfe bei Zahnschmerzen
1 Blatt Spitzwegerich

Bei Zahnschmerzen durch Karies, Entzündung oder Parodontose eignet sich ein frisches Blatt, das leicht angekaut und direkt an die betroffene Stelle gedrückt wird. Nach einiger Zeit das Blatt durch ein frisches ersetzen. Schmerzen, Schwellungen und Entzündungen lassen bald nach.

Spitzwegerich-Nachtlotion
1 Handvoll Spitzwegerichblätter
1 Zitrone
30 ml Hamameliswasser
500 ml Wasser

Das Kraut mit 500 ml Wasser und dem Saft einer Zitrone übergießen, aufkochen und ca. 15 Minuten köcheln lassen. Abkühlen lassen, dann filtern und das Hamameliswasser einrühren. Die Mischung abfüllen und kühl lagern. Abends auf reife Haut auftragen.
Hamamelis wirkt entzündungshemmend und zusammenziehend.

TIPP: *Die Lotion ist auch ohne Hamamelis eine gute Gesichtspflege.*

Spitzwegerich-Tinktur
1 Handvoll frischer Spitzwegerich
150 ml Korn (38 %)

Die Blätter grob schneiden, in ein verschraubbares Glas füllen und mit Korn aufgießen, dann verschließen und 2–4 Wochen im Sonnenlicht ziehen lassen. Anschließend abfiltern und in dunklen Flaschen aufbewahren.
Bei Juckreiz die Tinktur an der schmerzenden Stelle auftragen. Wenn die Haut zu trocken ist, die Stelle zusätzlich mit neutralem Öl einschmieren.

Hustenöl für Kinder

1 Handvoll frischer Spitzwegerich
Bio-Speiseöl nach Bedarf (z. B. Oliven-, Sonnenblumen- oder Maiskeimöl)
1 Schraubglas

Spitzwegerich zerkleinern und ein Schraubglas zur Hälfte damit befüllen. Mit Öl aufgießen und 3 Wochen verschlossen bei direkter Sonneneinstrahlung ziehen lassen. Anschließend filtern.
Die Mischung eignet sich hervorragend als Einreibung auf Brust und Rücken.

Spitzwegerichsirup bei Halsschmerzen

250 g frischer Spitzwegerich
1 l Wasser
1 kg Zucker

Den Wegerich im Fleischwolf zerkleinern und mit Wasser verrühren. 12 Stunden ziehen lassen, dann abseihen und die Flüssigkeit zusammen mit dem Zucker aufkochen, bis dieser aufgelöst ist. Noch heiß in Gläser abfüllen.
Der Sirup ist hervorragend zur Linderung von Halsschmerzen geeignet.

Topinambur

Die Sonnenblume
möchte dich begrüßen
dieweil sie sich so gern zur
Sonne wendet.
Nur steht zur Zeit
sie noch zurückgewiesen;
doch du erscheinst
und sie ist gleich vollendet.
(Johann Wolfgang von Goethe)

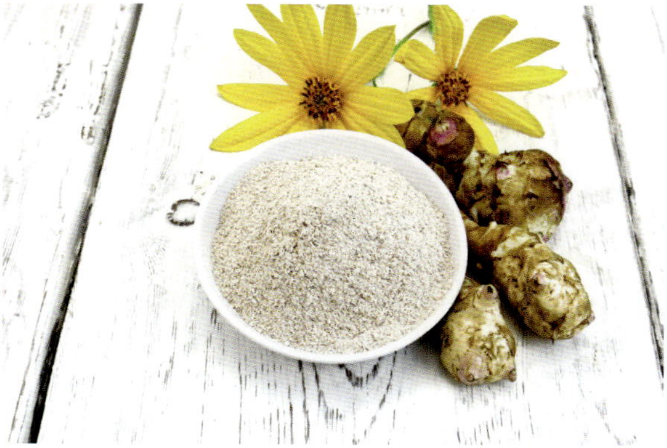

Info

Volkstümliche Namen: Diabetikerkartoffel, Jerusalem-Artischocke, Erdbirne, Erdtrüffel, Ewigkeitskartoffel, Sonnenblume

Topinambur (*Helianthus tuberosus*) ist eine sehr pflegeleichte und winterharte Pflanze – Wurzelstöcke (Rhizome) können sogar an frostfreien Wintertagen geerntet werden. Durch regelmäßiges Ausgraben der Knollen lässt sich verhindern, dass sie sich unkontrolliert ausbreitet. Sie wird auch „kleine Sonnenblume" genannt, verschönert sie doch im Herbst mit ihrer dottergelben Blütenpracht den Balkon oder Garten.
Vor der Einfuhr der Kartoffel zählte Topinambur in Europa zu jenen Grundnahrungsmitteln, die die Menschen über den strengen Winter brachten. Im Unterschied zur Kartoffel kann die Wurzel aber auch wie ein Radieschen geknabbert und roh gegessen werden.
Ihre geringe Kalorienanzahl macht die Knolle für Gewichtsbewusste immer attraktiver, ihr Inulingehalt hat ihr den Ruf als „Diabetikerknolle" eingebracht.

ACHTUNG: *Bei Fruktoseintoleranz keine Topinamburknollen essen! Sie sind fruktosehältig und deshalb blähungstreibend.*

Geschichte

Bereits 1607 wurde die sonnenblumenähnliche Pflanze aus Nordamerika nach Europa gebracht, vermutlich zunächst nach Frankreich. Ihre einfache Anzucht und die Möglichkeit, die Knolle roh zu verzehren, sorgten alsbald für ihre Ausbreitung über ganz Europa. Die Knolle galt für den menschlichen Verzehr als Genuss, das Laub wurde für die Viehhaltung verwendet.

Später hat sich die Pflanze gut ausgewildert und findet sich nun sowohl in Gärten als auch in der freien Wildbahn. Nachdem sie von der später eingeführten Kartoffel abgelöst wurde, galt sie nur noch als Zier- und Heilpflanze. Erst in jüngerer Zeit wird sie wieder als Bereicherung für unseren Speiseplan gefeiert.

Anbau & Ernte

Anbau: Im Frühjahr ein kleines Stück Rhizom in den Boden setzen; es treibt mit langen Blütenstielen aus. Ab Herbst und im Winter, nach dem Verblühen, die Knollen ausgraben; sie vermehren sich von selbst und sind winterhart. Topinambur ist beständig gegen Dürre und übermäßige Bodenfeuchte.

Boden: Sand- und Lehmböden | hat keine besonderen Ansprüche und vegetiert ohne große Schwierigkeiten

Vorkommen: trockene und feuchte Felder, Schuttplätze, Wald- und Wegränder

Wirksame Pflanzenteile: Knolle

Ernte: ab Oktober bis ins Frühjahr, solange der Boden nicht gefroren ist

Besonderheit: hohe, gelb blühende Pflanze (ähnlich der Sonnenblume) | Vorsicht: Wurzelsperren anlegen!

Rezepte

Diabetiker-Tee
2 TL frische Topinamburknolle, gehackt
1 Tasse Wasser

Die Knolle feucht abreiben und klein schneiden oder hacken. In einer Tasse mit heißem, aber nicht mehr kochendem Wasser aufgießen und nach 10 Minuten abseihen. Den Tee in kleinen Schlucken trinken. Er schmeckt angenehm süß.

Topinambur-Frischsaft bei beginnendem Fieber
200 g frische Topinamburknollen
100 ml Wasser

Die Knollen waschen und mit der Schale reiben. Mit Wasser verrühren und abseihen. Die darin enthaltene Leitsubstanz Salicylsäure (auch ein Bestandteil von Aspirin) wirkt entzündungshemmend, lindert Schmerzen und senkt das Fieber. Gentisinsäure wiederum hemmt die Vermehrung von Bakterien.

Präbiotisches Püree für die Darmflora bei Durchfall-Infekten
2 Knollen Topinambur
½ Pastinake
3 Löwenzahnwurzeln
125 ml Milch
1 Zwiebel

Die Wurzeln schälen, schneiden und in Milch weich kochen. Die Mischung pürieren, mit Salz und Pfeffer abschmecken. Die Zwiebel in Ringe schneiden, kurz kross braten und das Püree damit garnieren.
Diese Zubereitung stärkt die Darmflora und wirkt positiv auf die Stuhlfrequenz. Der niedrige pH-Wert fördert die Aufnahme von Mineralstoffen.

TIPP: *Auch Durchfälle durch Rotaviren bzw. nach Antibiotikatherapien lassen sich dadurch lindern.*

Topinambur-Kur bei Magen- und Darmproblemen
½ Knolle Topinambur

Dieses alte Hausrezept besagt, dass der Verzehr einer halben frischen Topinamburknolle vor jeder Mahlzeit Magen- und Darmprobleme lindert. Am besten 2 bis 4 Wochen hindurch anwenden.

Topinambur-Bad bei trockener Haut
200 g getrocknete Stängel, Blüten und Blätter

Das getrocknete Kraut mit heißem Wasser aufsetzen, einen halben Tag ziehen lassen, dann abseihen. Ein Vollbad einlassen, den Absud zugießen und 30 Minuten darin verbleiben.
Topinamburschnitt im Badewasser hilft bei trockener Haut und Ekzemen.

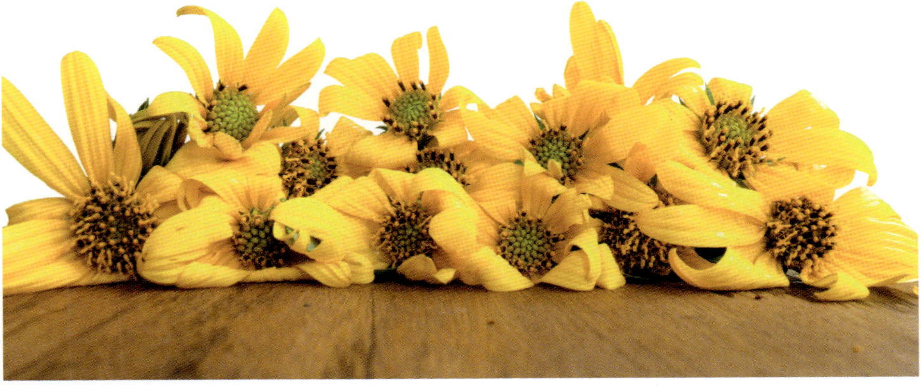

Vogelmiere

Oh große Kräfte sind's,
weiß man sie recht zu pflegen,
die Pflanzen, Kräuter,
Stein in ihrem Innern hegen.
(George Bernhard Shaw)

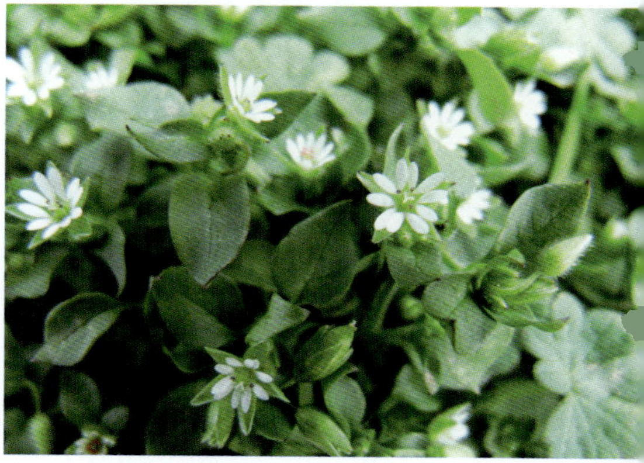

Info

Volkstümliche Namen: Hühnerdarm, Hühnerbiss, Alsine, Mausdarm, Gänsegras, Morgenstern, Kuckucksmus

Die Vogelmiere (*Stellaria media*) ist ein ursprünglich europäisches Kraut, das sich durch Zutun der Menschen weltweit verbreitet hat. Die anspruchslose Pflanze überzieht Wiesen und Gärten wie ein sattgrüner Teppich und ist entsprechend leicht zu finden. Sie gedeiht das ganze Jahr über, sogar unter der Schneedecke. Bei Regenwetter bleiben die sternförmigen Blüten den Tag über geschlossen. Die Samen sind langlebig und bleiben gut 50 Jahre keimfähig.
Die zu Unrecht als Unkraut verrufene Pflanze wird als Wildgemüse wie auch als Heilpflanze eingesetzt. Geerntet wird das oberirdische Grün, das eine wunderbar milde, leicht nussige Würze gibt und an den Geschmack von jungen grünen Erbsen oder Maiskolben erinnert. Sie enthält doppelt so viel Eisen wie Rindfleisch und zudem reichlich Vitamin C, das die Eisenaufnahme fördert.
Ein Vogelmiere-Auszug hilft bei Prellungen, Verstauchungen, Quetschungen, Gelenksentzündungen, Schnittwunden, Hautunreinheiten, Neurodermitis und Schuppenflechte. Wenn die Haut schlecht heilt, eignet sich auch die äußerliche Anwendung in Kombination mit Spitzwegerich und Zinnkraut.

Geschichte

Die Mieren existieren schon sehr lange: Archäologen fanden fossile Vogelmieren aus der Eiszeit, was annehmen lässt, dass dieses Kraut bereits für den Neandertaler ein wichtiger Vitaminspender war.
Nach Sebastian Kneipp wirkt der „Hühnerdarm" sekretlösend und ist deshalb ein empfehlenswertes Lungenkraut. Er ist aber auch Nieren und Blase zuträglich und außerdem wirksam bei Hämorrhoiden.
Der Schweizer Kräuterpfarrer Künzle wiederum war überzeugt, dass Vogelmiere zur Herzstärkung beiträgt und bei Lungenentzündung und Lymphdrüsenerkrankung heilsam ist.

Anbau & Ernte

Anbau: Samen von Wildpflanzen ernten und am Balkon oder im Blumenbeet verteilen – sie keimen gut. Alternativ die wilde Miere in der freien Natur ausstechen und daheim ansetzen. Vorsicht, ihre Wurzeln sind sehr zart und verletzbar. Die Pflanze selbst ist jedoch pflegeleichter als Salat.
Vorkommen: Wegränder, Wälder, auf Äckern, Schuttplätzen und in Weinbergen
Boden: nährstoffreicher Boden
Wirksame Pflanzenteile: Blüten, Blätter, Stängel
Ernte: Das oberirdische Kraut kann das ganze Jahr über geerntet werden.
Besonderheit: Auch im Winter kann sie an geschützten Stellen wachsen und sogar blühen.

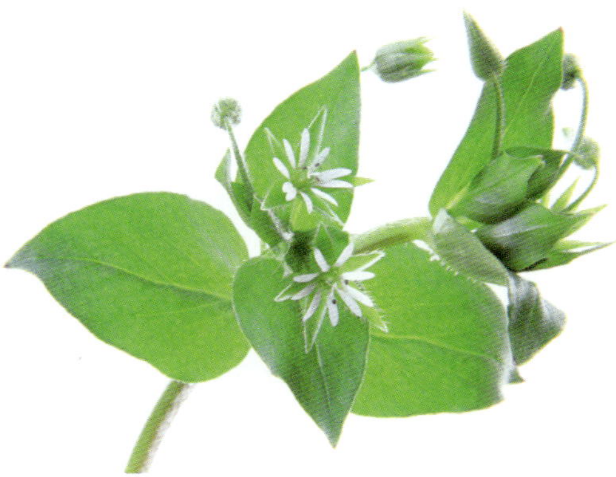

Rezepte

Frischer Presssaft bei Ekzemen und Rheuma
1 Handvoll frische Vogelmiere
100 ml Wasser

Das geschnittene Kraut mit Wasser pürieren. Über den Tag verteilt 6 x je 1 EL einnehmen.

Umschläge bei eitrigen und schlecht heilenden Wunden
2 Handvoll frische, saubere Vogelmiere
1 Baumwolltuch

Das Kraut mit einem Teigroller plattdrücken. Die grüne Masse auf die Wunde auftragen, mit einem Tuch umwickeln und ca. 25 Minuten belassen.
Die Vogelmiere fördert die Sekretion und wirkt wundheilend.

Vogelmierenwein
2 Handvoll frische Vogelmiere
1 l Rotwein

Die Vogelmiere klein schneiden und zusammen mit dem Rotwein kurz aufkochen. Danach auskühlen lassen und das Kraut abseihen.
Vogelmierenwein stärkt bei genereller Schwäche nach Erkältungen und bei Wetterfühligkeit.

Vogelmierentee bei Husten
1 EL frisches Kraut
250 ml kochendes Wasser

Das frische Kraut mit kochendem Wasser übergießen, 10 Minuten ziehen lassen und dann abseihen. 2 x täglich 1 Tasse trinken.

Der Tee hilft bei Erkrankungen der Atemwege. Er wirkt schleimlösend und ist wirksam gegen Husten und Bronchitis.

Absud zur Pflege gereizter Gesichtshaut
1 EL frische Vogelmiere
250 ml kochendes Wasser

Aus dem frischen Kraut einen Tee bereiten, etwas abkühlen lassen und nach der Gesichtspflege damit das Gesicht waschen.
Vogelmierentee wird äußerlich gegen zahlreiche Arten von Hautproblemen eingesetzt. Er lindert Juckreiz und hilft bei Ekzemen, kann aber auch gegen Schuppenflechte angewandt werden.

TIPP: *1 Liter Tee bereiten und als Badezusatz einem Vollbad zugeben. Er mindert bei Ausschlägen den Juckreiz.*

Kompresse bei Bindehautentzündung
1 Handvoll frische Vogelmiere
150 ml heißes Wasser

Das frisch gepflückte Kraut mit heißem Wasser übergießen und auf 35 °C abkühlen lassen. Einen Waschlappen damit tränken und auf das geschlossene Auge legen, bis er vollständig ausgekühlt ist.
Die Kompresse 4- bis 10 x täglich wiederholen und möglichst noch 1–2 Tage nach Abklingen der Entzündung weiterführen.

Zugsalbe mit Vogelmiere

70 ml Vogelmiere-Auszug
50 ml Johanniskrautöl
12 g Bienenwachs
40 g Sheabutter

Vogelmiere-Auszug und Johanniskrautöl im Wasserbad erwärmen und mit dem Bienenwachs und der Sheabutter verschmelzen. Die Mischung abkühlen lassen und in Salbentiegel abfüllen.
Die Zubereitung gilt als gute Zugsalbe. Sie hilft gegen Pickel, bei Rheuma, Verbrennungen, Ekzemen, kleinen Schnittwunden, aber auch bei Ausschlägen, Furunkeln und Wundrose.

TIPP: *Den Auszug können Sie selbst herstellen: Dazu Vogelmiere für 4 Wochen in Olivenöl ansetzen und anschließend abseihen. In diesem Fall das Kraut am besten vorher einen halben Tag lang luftig antrocknen lassen.*

FÜR ALLE VIER JAHRESZEITEN

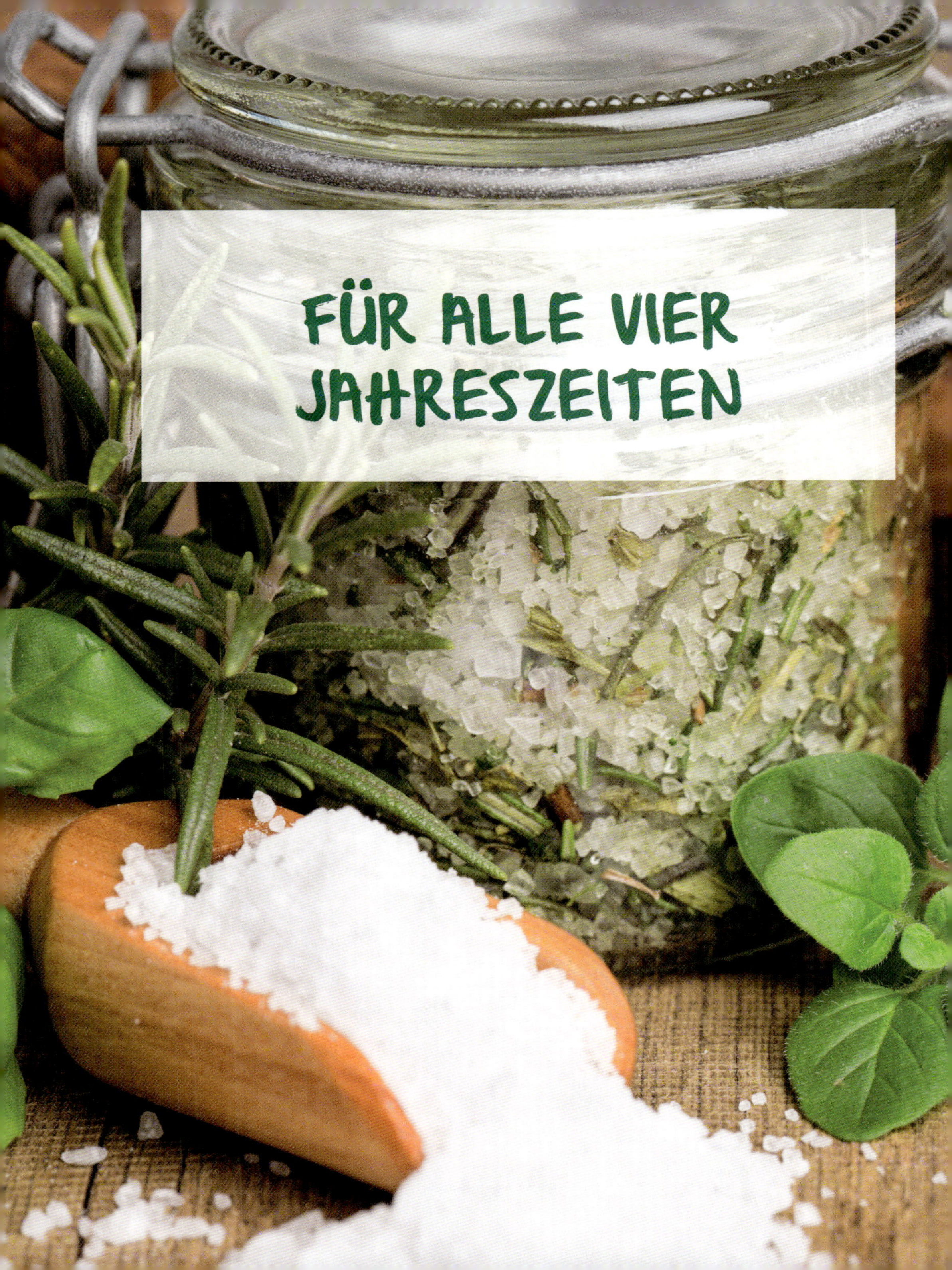

Kresse

Brunnenkresse, Kapuzinerkresse, Gartenkresse

Wer den rohen Brunnenkress
am Gründonnerstag isst,
der bleibt das ganze Jahr vom
Fieber verschont.
(Max Höfler, 1908)

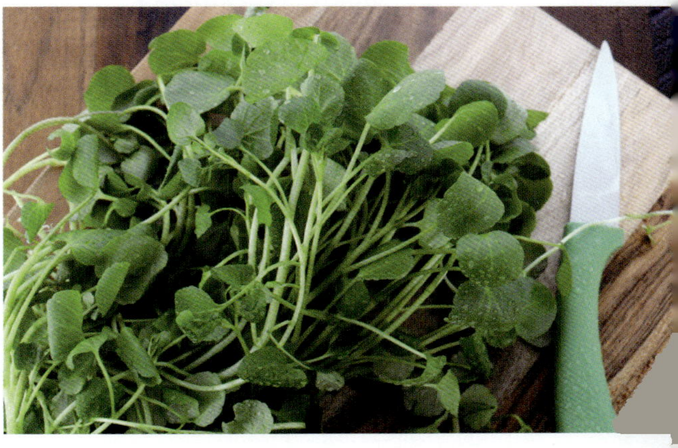

Info

Volkstümliche Namen: Bachkresse, Bitterkresse, Wassersenf, Wasserhanf

Die echte Brunnenkresse (*Nasturtium officinale*), die Gartenkresse (*Lepidium sativum*) und die Kapuzinerkresse (*Tropaeolum major*) werden allesamt auch „Bauernpenicillin" genannt. Diesen Namen verdanken sie ihrem hohen Vitamin-C-Gehalt und den antibakteriellen Inhaltsstoffen.
Die Kapuzinerkresse war Teil der pflanzlichen Apotheke, die die spanischen Eroberer im 16. Jahrhundert aus Südamerika mitbrachten. Man gab ihr deshalb auch den Namen „Blutblume aus Peru" oder „Indianerkresse". Ihr scharfer Geschmack entsteht beim Zerbeißen: Dabei werden Senfölglycoside frei, die auch für ihre harntreibende und nierenanregende Wirkung verantwortlich sind.
Kressen sind leicht zu kultivieren. Die Gartenkresse eignet sich insbesondere im Winter, wenn frisches Obst und Gemüse rar sind, zur Nahrungsergänzung. Brunnenkresse kann das ganze Jahr über im Freien geerntet werden, Kapuzinerkresse nur bis in den späten Herbst.

Der Stoff Hirsutin, der in allen Kressearten enthalten ist, ist nachweislich wirksam gegen das „Magengeschwür-Bakterium" Helicobacter pylori.

Geschichte

Schon in den Gräbern von Pharaonen fand man Samen der Gartenkresse. Im deutschsprachigen Raum hinterlässt sie ihre ersten Spuren ab dem 9. Jahrhundert im *Capitulare de villis vel curtis imperii*, der Landgüterverordnung Karls des Großen.
Im Mittelalter wurden zahlreiche Leiden damit behandelt, von Geschwüren und Haarausfall über Karbunkel und Asthma bis hin zu Milz-, Leber- und Magenschmerzen. Im 12. Jahrhundert empfahl Hildegard von Bingen die Brunnenkresse gegen Gelbsucht und Fieber.
Auch heitere Rezepte sind in der Literatur vermerkt: So wurde Lungenkranken geraten, Ziegenmilch mit Brunnenkresse zu verrühren und das Gefäß 1 ½ Schuh tief einzugraben. Nach 3 Tagen sollten sie es ausgraben und davon morgens und abends trinken. Danach wäre die Prozedur so lange zu wiederholen, wie es eben schmecke.

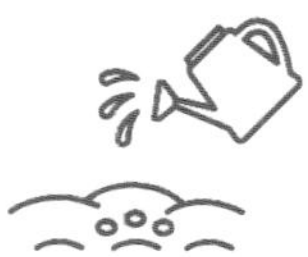

Anbau & Ernte

Anbau: Brunnenkresse, Gartenkresse: Samen in Wasserbehältern, auf mit Wasser getränkter Watte oder auf feuchtem Boden säen; sie sind Lichtkeimer | Kapuzinerkresse im Topf oder in Gartenerde in Sonne oder Halbschatten säen | alle drei gedeihen das ganze Jahr über und samen selbst aus
Boden: Garten- und Brunnenkresse: feucht-nass und nährstoffarm | Kapuzinerkresse: trocken und nährstoffreich
Wirksame Pflanzenteile: das oberirdische Kraut (Blüten, Blätter, Stängel)
Ernte: am Fensterbrett gezogen das ganze Jahr über | im Garten ab April
Besonderheit: Alle drei Arten frisch verarbeiten, da beim Trocknen die medizinisch wichtigen Inhaltsstoffe an Wirkung einbüßen.

Rezepte

HINWEIS: *Grundsätzlich können alle Kressearten für die Hausapotheke eingesetzt werden. Der Vorteil wilder Kressen ist, dass sie das ganze Jahr über gesammelt werden können. Blühende Gartenkressen sind vermehrt im Hochsommer oder Herbst verfügbar.*

Tee bei beginnender Erkältung

2 TL getrocknete Kresse
250 ml Wasser

Kresse mit kochendem Wasser übergießen und 15 Minuten gedeckt ziehen lassen, dann abseihen. 2–3 Tassen pro Tag trinken.
Der Tee enthält antibiotische Wirkstoffe, wirkt antiviral, schleimlösend und desinfizierend.

Frischkompressen bei geschwollenen Füßen

1 Handvoll Kresse pro Fuß

Frische Kresse mit einem Teigroller andrücken, auf die Fußsohle auftragen und mit Socken fixieren. Die Kompressen bis zu fünf Stunden tragen.

Nächtliche Maske bei Akne und unreiner Haut

2 Handvoll frische Kresse
100 ml Wasser
2 EL Honig

Kresse mit Wasser pürieren, abseihen und mit Honig verrühren. Vor dem Zubettgehen mit einem Pinsel die betroffenen Hautstellen betupfen und über Nacht auf der Haut belassen. Am Morgen lauwarm abwaschen.

Kresse-Tinktur bei Infekten und Entzündungen

1 Handvoll frische Kresse
250 ml Alkohol (38 %)

Kresse klein schneiden, in einem Schraubglas mit Alkohol übergießen und 1 Monat ziehen lassen. Dann filtern und in Braunglasflaschen füllen.
3 x täglich 1 TL vor oder 20 Minuten nach einer Mahlzeit mit etwas Wasser verdünnt einnehmen.
Die Tinktur ist eine gute Alternative bei Harnwegsinfektionen, Schluckbeschwerden, Husten und Bronchitis.

Abwehrtropfen

50 g frische Kresse
50 g Sonnenhut (Kraut oder Wurzeln)
350 ml Alkohol (38 %)
Filter, Gaze oder Passiertuch

Die Kräuter klein schneiden und in einem Glas mit Alkohol auffüllen. Nach etwa 4 Wochen zuerst grob abseihen und danach durch einen Filter gießen, um die feinen Trübstoffe zu entfernen. Die Flüssigkeit in einer Braunglasflasche kühl lagern.
In Grippezeiten 6 Wochen lang 3 x täglich 20 Tropfen vorbeugend einnehmen.

Kresse-Essig bei Kopfschmerzen

1 Handvoll frische Kresse
250 ml Essig (am besten Hesperidenessig)

Essig erhitzen und die Kresse damit aufgießen. Einige Stunden ziehen lassen, dann abfiltern. Bei Kopfschmerzen ein Taschentuch mit dem Essig tränken, auswringen und auf die Stirn legen.

Kresse-Salbe

50 g Sheabutter
30 g Lanolin
5 g Bienenwachs
1 TL frische Kresse oder Kressetinktur

Shea, Lanolin und Bienenwachs im Wasserbad erwärmen. Kresse mit etwas Wasser pürieren, abseihen und 1 TL davon in die Wachsmischung einrühren. Alternativ die Tinktur untermengen. In saubere Dosen abfüllen, auskühlen lassen und danach verschließen.

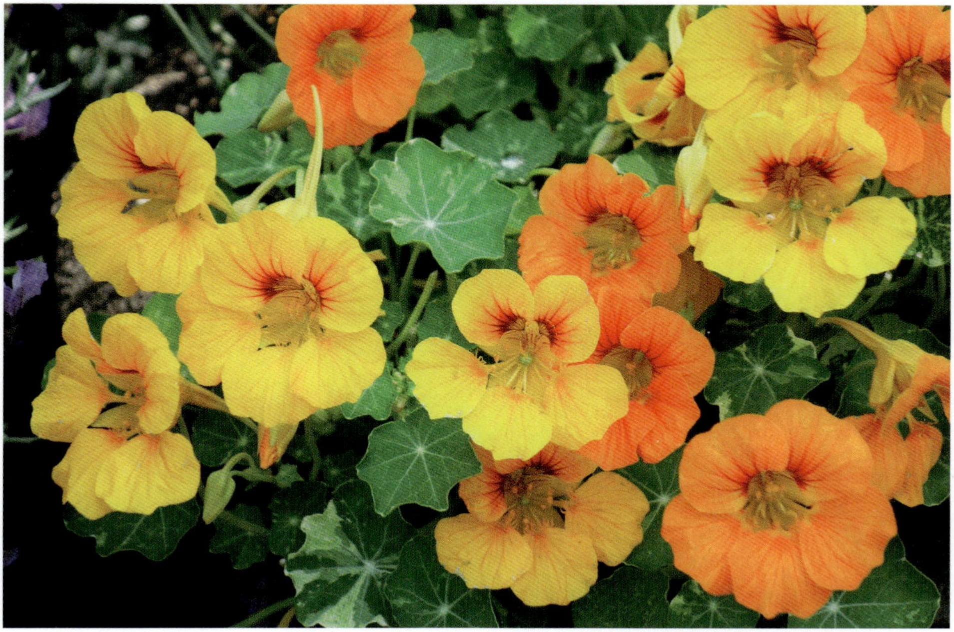

Was wirkt ...?

Literatur

Achmüller, Arnold: Teufelskraut, Bauchwehblüml, Wurmtod. Edition Raetia, 2013.
Appel, Silvia: Mein kreativer Stadtbalkon. EMF, 2015.
Bäumler, Siegfried: Heilpflanzenpraxis heute. Band 2. Urban & Fischer, 2013.
Beiser, Rudi: Unsere essbaren Wildpflanzen: Bestimmen, sammeln und zubereiten. Franckh Kosmos, 2014.
Brandstetter, Notburga: Leber, Galle und ihre Bitterstoffe im ganzheitlichen Aspekt Körper, Geist & Seele. Diplomarbeit, 2014.
Courtenay, Elfie: Heilkräuter – Überliefertes Wissen für Hausapotheke und Küche. Mankau, 2017.
Elsholtz, Johann Sigismund: Vom Gartenbau. Edition Leipzig, 2012.
Hirsch, Sigrid & Grünberger, Felix: Die Kräuter in meinem Garten. Freya, 2014.
Koch, Robert: Gärtnern auf Balkon und Terrasse. Kosmos, 2017.
Parodi, T. V.: Chemical Composition and Antibacterial Activity of Aloysia triphylla – Britton Extracts Obtaines by Pressurized CO2 Extraction. In: Brazilian Archives of Biology and Technology, Vol. 56, 2013, S. 283–292.
Qnais, E. et al.: Antinociceptive Effect of Two Flavonoids from Aloysia Triphylla L. In: Jordan Journal of Biological Sciences, 2009, S. 167–170.
Storl, Wolf-Dieter: Der Selbstversorger: Mein Gartenjahr. Gräfe & Unzer, 2016.
Stratmann, Ursula: Mein Stadt-Kräuter-Buch: Heilkräuter und Wildgemüse zwischen Hinterhof und Stadtpark. Kailash, 2016.
Wolf, Sibylle Dorothea: Drachenzauber: Griechenland. Gräfe & Unzer, 2016.

Internetquellen

http://bauernzeitung.at/?+Der+Giersch+wird+auch+als+Gichtkraut+bezeichnet+&id=2500%2C1024494%2C%2C%2Cc1F1PSUyMCZjdD02JmJhY2s9MQ%3D%3D
http://emiliestreats.de/selbstversorger-balkon-anbauplan-erstellen-saatgut-balkon-must-haves/
http://www.fid-gesundheitswissen.de/pflanzenheilkunde/kapuzinerkresse/
http://www.frauen-heilkraeuter.de/kraeuter-fuer-frauen/stillzeit/verbotene-kraeuter-stillzeit/pfefferminze- stillzeit.php
https://www.issgesund.at/gesundkochen/kuechenkraeuter/wildkraeuter-lexikon/
http://www.kirchenweb.at
http://www.kraeuter-buch.de/kraeuter/Giersch.html
http://www.kraeuter-buch.de/kraeuter/Zitronenverbene.html
http://medical-best-help.com/de/pages/690907
http://www.oege.at/index.php/bildung-information/ernaehrung-von-a-z/1777-probiotika-und-praebiotika
http://www.wildkrautgarten.de/2014/02/03/pflanze-des-monat-januar-topinambur/

Bibliografische Information der Deutschen Nationalbibliothek
Die Deutsche Nationalbibliothek verzeichnet diese Publikation in der Deutschen Nationalbibliografie; detaillierte bibliografische Daten sind im Internet über http://dnb.d-nb.de abrufbar.

Satz: Hannes Strobl, Satz·Grafik·Design, Neunkirchen
Covergestaltung: Florian Spielauer, Wien
Umschlagfoto: © Terry J Alcorn, istockphoto.com
Fotos Innenteil:
S. 4, 8/9, 10, 13, 24, 26, 31, 40, 51, 63, 74, 85, 102, 112, 115, 122: istockphoto.com
S. 32, 36, 41, 50, 57, 64, 67, 68, 92, 95, 96, 107, 124, 128, 133: fotolia.com
S. 39, 97, 113, 119, 123: AdobeStock
S. 22, 23, 45, 79, 91, 129: Eva Fauma
Druck: finidr
Printed in the E.U.
ISBN 978-3-99002-067-8